AF475003

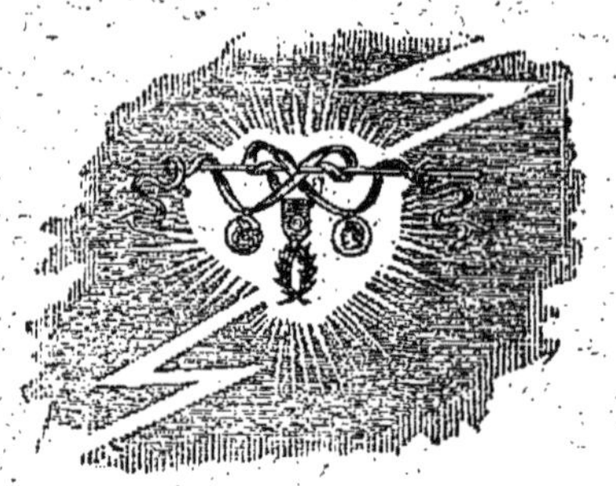

L'Électricité est la Reine du Monde : le savant lui-même en est l'humble serviteur.

CHARDIN.

L'ÉLECTRICITÉ

ET LA

THÉRAPEUTIQUE MODERNE

PAR

Charles CHARDIN

OFFICIER DE L'INSTRUCTION PUBLIQUE

ÉLECTRICIEN SPÉCIALISTE

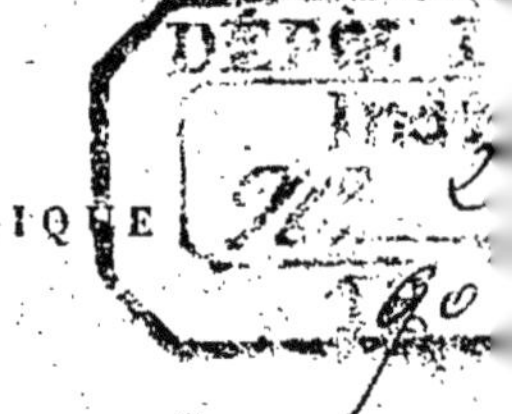

LOI DE CHARDIN

Unique après Soixante années de pratique et d'observations universelles.

30 FIGURES EXPLICATIVES DES TEXTES

L'Électricité débarrassée de toutes ces théories fantaisistes et mise à la portée de tous.

PARIS

A. MALOINE, ÉDITEUR

RUE DE L'ÉCOLE-DE-MÉDECINE, 23-25

z l'Auteur, 5, Rue de Châteaudun

1901

L'ÉLECTRICITÉ

ET

LA THÉRAPEUTIQUE MODERNE

L'électricité est la reine du monde ; le savant lui-même en est l'humble serviteur.

CHARDIN.

L'ÉLECTRICITÉ ET LA THÉRAPEUTIQUE MODERNE (1)

LOIS DE CHARDIN

Electricien spécialiste,

Sur le rôle exact des courants électriques en thérapeutique.

Paraissant après soixante années de pratique et d'observations universelles.

Ces lois classent définitivement l'électricité en première ligne des ressources **du médecin, en établissant,** par des raisonnements **irréfutables, son action** thérapeutique et son **innocuité.**

(1) Le catalogue XIV, en préparation, sera établi avec la prétention de servir de guide absolu dans l'emploi des appareils producteurs et des accessoires distributeurs du courant, et avec l'intention de mettre l'éléctricité entre les mains de tous les praticiens qui ne pourront avoir désormais, aucune préoccupation, aucune hésitation.

Trembleur nouveau d'une grande simplicité et donnant une émission de courant par seconde

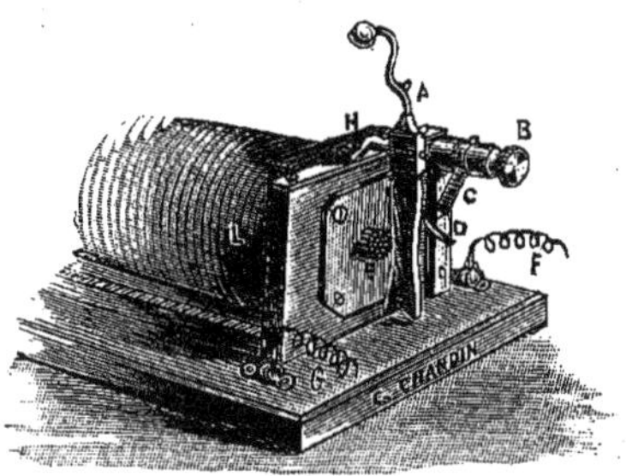

Fig. 1.

Duchesne de Boulogne ne possédait pas ces moyens perfectionnés d'action sur les muscles, qui correspondent à leurs lois naturelles de mouvement : ses succès n'en furent pas moins éclatants.

Cependant, cette théorie des interruptions lentes, émise depuis peu, me paraît intéressante ; et je puis offrir un système parfait, réalisant une lenteur d'action exagérée même, sans modifier mes anciens dispositifs d'appareils, et, par conséquent, sans augmentation sensible de prix.

Ce trembleur (*déposé*) peut atteindre une amplitude de mouvement presque illimitée et sera la condamnation de tous ces systèmes à contre-poids mobiles, à spires horizontales, etc., qui ne peuvent rivaliser ni comme lenteur, ni comme prix, ni comme sécurité, (la simplicité étant une garantie absolue de durée indéfinie).

férence sur conférence, dans le but, fort louable, de produire des élèves érudits, mais le résultat de tous ces efforts est absolument négatif, puisqu'il nous est donné de constater, avec peine, qu'ils ne produisent, à quelques exceptions près, que des indifférents, pour ne pas dire plus.

C'est que, à notre avis, l'édifice scientifique manque de bases solides, et que tous les arguments se greffent sur des lois fantaisistes que chacun accepte, faute de pouvoir les discuter *(voir page 88)*. C'est à ce point que l'école allemande, plus ténébreuse, plus confuse encore que la nôtre, en est arrivée à abandonner les applications de l'électricité à la thérapeutique, sous le prétexte fallacieux, **qu'elle se réduit à des effets de suggestion.** Nous avons rencontré fréquemment des esprits sérieux et réfléchis, séduits par des résultats palpables, dus à l'application des courants électriques, refuser absolument de les utiliser parce qu'ils n'avaient jamais vu, dans tous les travaux de leur époque, un argument, une loi qui leur permît de comprendre le rôle du courant électrique dans les affections diverses, où ils prétendaient l'utiliser.

Parmi les écoles françaises, nous en remarquons de fort modestes qui se contentent des résultats, en évitant soigneusement toute observation qui pourrait les amener à des discussions, dans lesquelles elles auraient toujours le mauvais rôle.

D'autres, plus hardies, laissant de côté toute fausse

modestie pouvant nuire à leur succès pécuniaire, se disant très logiquement que dans un milieu ignorant, la hardiesse peut tenir lieu de véritable science, se sont vu récompensées de leur témérité par des sommes importantes ou des situations honorifiques enviées.

L'école de Bordeaux est, certainement, de toutes nos écoles, celle qui se trouve le plus en vue par le bruit extraordinaire qui paraît être le mot d'ordre de tous ses membres. Et s'il n'y avait dans cette atmosphère scientifique un courant d'air commercial qui choque les esprits les moins susceptibles, peut-être cette écol serait-elle parvenue à prendre une première place dans l'école électricienne française.

Que l'on me permette de raconter une anecdote absolument historique qui mettra au point la réputation de ces pseudo-savants :

« Un élève de cette école, *le docteur A...*, vient à la « fin de ses études conférer avec moi sur sa situation « future, et sur les appareils qui lui permettront de « faire de l'électricité un de ses principaux agents de « traitement. Il me confesse, que les leçons qu'il a « reçues pendant son stage à l'hôpital Saint-André de « Bordeaux, ne lui ont laissé qu'une vague appréciation « de l'influence des courants électriques sur l'orga- « nisme humain. Il ne peut, par exemple, s'expliquer « comment son professeur peut diriger, sans en suivre « les détails, un traitement électrique appliqué à une « tumeur fibreuse de l'utérus. Après avoir épuisé les

« argumentations de tout genre, je lui déclare formel-
« lement que son professeur n'en sait rien lui-même,
« et, comme dans cette école on prend toute chose
« de très haut, que la moindre idée est grossie par
« l'esprit bien spécial du lieu, mon jeune ami et client
« est sur le point de cesser l'entretien, tant mon obser-
« vation a froissé son opinion, toute d'orgueil et d'ad-
« miration ! Il me vient, heureusement, à l'esprit
« de lui répéter, sans l'avoir jamais vue, la petite
« comédie que le professeur joue vis-à-vis de lui.

« Supposez-moi, pour un instant, votre profes-
« seur, lui dis-je, et veuillez répondre à mes ques-
« tions comme vous le feriez à la clinique de Saint-
« André. Il est entendu que vous me présentez une
« malade subissant depuis plusieurs semaines un
« traitement électrique pour un fibrôme utérin. »

Le professeur. — Combien avons-nous fait d'applications d'électricité ?

L'élève. — Douze.

Le professeur. — Combien de milliampères avons-nous appliqués ?

L'élève *(ouvrant un gros registre numéroté, car tout est précis dans ce lieu scientifique)*. — « Quatre-vingts le 25, cent cinq le 23, soixante-quinze le 26 et enfin, avant-hier quatre-vingt-trois. »

Le professeur. — Vous en appliquerez aujourd'hui quatre-vingt-dix-sept, et surtout, opérez avec le plus grand soin! **je ne cesse de répéter que l'application des courants électriques est toujours dangereuse.**

Puis rappelant l'élève qui s'éloigne.

« J'ai réfléchi, ajoute-t-il, vous donnerez cent trois milliampères à cette malade. »

L'élève sort complètement ahuri —... et à mon interrogation, qui se perd dans un rire significatif, il répond que la scène est tellement exacte qu'il se croit transporté dans son milieu ordinaire.

L'ÉLÈVE. — Mais alors!!!

MOI. — Mais : « é finita la comedia ». Qu'attendez-vous donc encore ?

L'ÉLÈVE. — Mais... des explications...

MOI. —Je ne puis vous en donner dans l'état actuel de la science, car, pas plus que votre professeur, pas plus que vous, je ne puis affirmer une pensée sérieuse présidant à cette ordonnance, ni les conséquences que peut avoir sur cet organe l'application de ce courant intense. **Ma seule préoccupation scientifique, qui est celle de votre éminent maître, je l'affirme, est de vous indiquer un nombre de milliampères différent pour chaque application.**

Je vous ferai seulement remarquer combien vos maîtres sont peu logiques avec leurs soi-disant principes, puisqu'ils placent entre vos mains inexpérimentées un agent dangereux dans l'emploi duquel ils ne peuvent vous guider.

Cet épisode, dû à un simple effet du hasard, pourrait être journellement remarqué dans toutes les cliniques les plus en renom.

C'est donc sans surprise que nous pouvons constater, chaque jour, l'éloignement systématique des esprits sérieux, de cette science sans principe.

Quelle confiance peut-on accorder, en effet, à une science dont les représentants, les plus en vue, émettent des erreurs ou des fantaisies comme celle de la direction des courants ; appliquent cette théorie pendant vingt années, entendent dire par un modeste électricien que ce principe est faux *(moi-même)*, et se décident un jour à écrire *(A. Tripier)*, que décidément, le sens du courant n'a aucun intérêt en thérapeutique !

Un tel aveu n'est-il pas la négation de toute observation !!

C'est un véritable effondrement scientifique, puisque ce soi-disant principe était l'un des plus importants de l'électricité médicale.

Et, n'est-il pas fait pour jeter l'inquiétude dans tous les esprits ? Ils ne manqueront pas, en effet, de se demander quelles raisons pouvaient bien invoquer nos savants spécialistes, pour imposer à un traitement un sens obligatoire du courant.

La pente est fatale pour arriver à conclure qu'il doit en être de même de toutes les autres formules.

Et l'on ne se trompe pas !

C'est ainsi que nous avons assisté, stupéfait, à ces polémiques oiseuses des docteurs A..., et D..., dans lesquelles les cadavres jouaient un rôle principal *(voir page 62)* et qui ont abouti à l'oubli complet du premier, et à la confusion du second, dont l'organe a disparu avec sa réputation.

Nous pourrions montrer nne collection de lettres, émanant de docteurs ayant une situation bien indépendante, qui donnent une idée exacte du néant absolu de leur esprit, en tout ce qui concerne l'électricité appliquée à la thérapeutique. C'est même la raison du succès de certaines publications, annonçant l'explication des phénomènes électriques, et qui n'engendrent que la désillusion complète, en rééditant des lieux communs, sans jamais présenter une loi qui établisse d'une façon péremptoire le rôle de ce merveilleux agent.

Car, s'il est facile de constater de brillants succès, il est plus facile encore de démontrer, par la pratique, l'innocuité des courants électriques, et de mettre au défi de trouver dans la thérapeutique, un médicament, fût-ce même le vulgaire morceau de sucre, qui puisse être employé avec autant de désinvolture et sans jamais pouvoir mettre à son actif aucun accident.

Mais alors pourquoi chercher à propager cette fausse idée de danger dans l'emploi thérapeutique du courant électrique ?

La raison exacte pourrait bien être extra-scientifique

FIN DE LA PREMIÈRE PARTIE

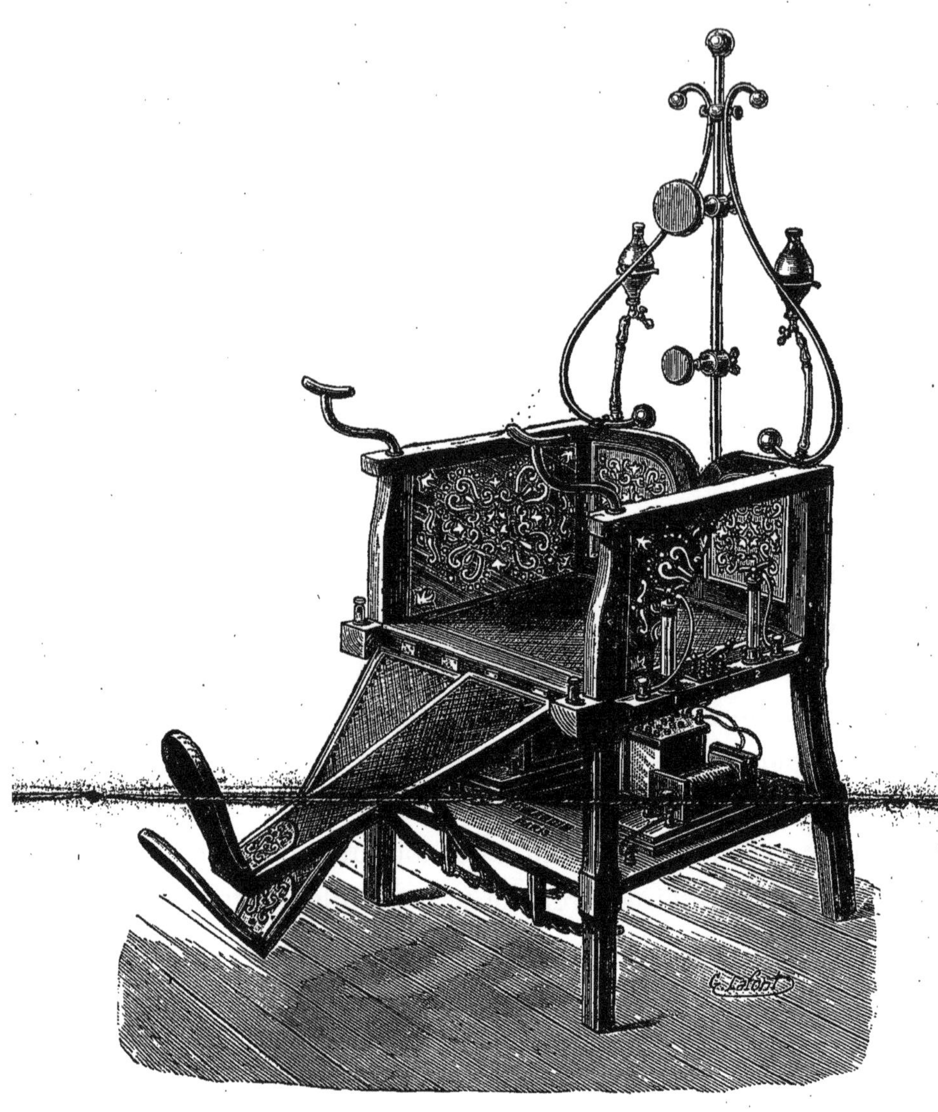

Fig. 3

Fauteuil électrique du docteur B...

du moins comme principe, indiquant la tendance, *vers la loi Chardin*, sans raison, il est vrai, sans même jamais essayer d'en trouver une, car sans nul doute elle eût été trouvée; peut-être seulement, poussé par l'esprit d'opposition, qui consiste à ne pas faire comme tout le monde; *car il faut bien l'avouer, ce sont souvent les principales raisons scientifiques, invoquées de nos jours.*

Mais les succès aidant, le fauteuil pour électrisation générale a au moins une bonne raison d'exister.

Son succès définitif est assuré par ma loi, qui en établit même la supériorité sur d'autres modes.

Comme ce fauteuil été a critiqué par nos pseudo-savants ! Et pourquoi ? à cause de l'abandon du malade aux fantaisies du courant, alors qu'eux-mêmes le « localisent » !

Esprits légers et mal édifiés, qui ne voyez pas comparativement l'électricité statique et de haute fréquence, surtout, dans lesquelles tout le sujet est envahi, sans que même vous puissiez vous offrir la satisfaction d'un phénomène révélateur des secrètes actions de votre courant ! Malheur à la science qui ne prend pas de point d'appui sur des assises sérieuses ! Elle n'engendre que contradiction et chaos.

L'ÉLECTRICITÉ ET LA THÉRAPEUTIQUE MODERNE

Deuxième partie.

Mon rôle exact dans la situation actuelle de l'électricité appliquée à la médecine.

Observations pratiques me servant de guide pour mettre les appareils en harmonie avec l'époque.

Conséquences : *extension des procédés électriques.*

Mes travaux : *Catalogues théoriques. Précis d'électricité médicale. Procédés personnels d'application, sans autre guide qu'une intuition naturelle.*

Mon étonnement, en présence d'aveux de spécialistes, qui s'aperçoivent, après cinquante années de pratique, d'une erreur fondamentale signalée par moi.

Constatation de cette erreur, suppression et simplification des applications de l'électricité médicale.

Complètement étranger autrefois à la science électrique, mais ayant poursuivi une carrière dans laquelle le sens pratique était la clé d'un avenir rémunérateur, il me fallut peu de temps pour m'apercevoir que les meilleures intentions se brisaient contre des moyens d'exécution mal combinés, et encore plus mal exécutés. Je m'attachai donc à réformer tous les appareils existants, et à présenter au corps médical des éléments d'application, en rapport avec la science du moment, et avec leurs occupations journalières, qui déjà absorbaient le médecin presque entièrement. Si j'admettais et respectais le spécialiste, je pensais qu'il était urgent de faire de notre agent, ce qui était fait des autres, c'est-à-dire, de le mettre à la portée et à la disposition de tous.

Dès 1874, lorsque mes études sur l'électricité étaient encore très incomplètes, je présentai à la direction des hôpitaux de l'assistance publique, et concurremment avec des maisons beaucoup plus anciennes et de réputation assise, tout un ensemble d'appareils qui eut la préférence d'une commission spéciale, nommée à l'effet d'établir dans tous les hôpitaux un service d'électrothérapie, répondant aux idées et aux besoins de l'époque. Les hôpitaux maritimes suivirent le mouvement, et mes modèles servirent de base à toutes les maisons nouvelles qui se créèrent à ce moment. Plus tard vinrent mes piles à flotteurs, qui permirent à l'électricité de porter ses effets bienfaisants dans le monde entier, mes piles à porcelaine, qui rendirent les appareils d'induction accessibles à tous les praticiens, mes piles à circulation de liquide qui firent de la galvanocaustique thermique un agent de premier ordre, entre les mains des chirurgiens et des spécialistes en petite chirurgie, puis enfin cette multitude d'instruments qui facilitèrent à tous les opérateurs l'application de leurs principes personnels.

Dans un ordre d'idées un peu différent, je créai la pile au bi-chlorure de mercure et alcool, « *la plus constante des piles connues* », m'écrit le *docteur Bardet*, auquel j'en ai confié l'essai.

Je pense que la direction des courants n'a aucune valeur thérapeutique, et je propage cette idée par tous les moyens, afin de débarrasser notre sublime action de toutes les complications inutiles.

Je conclus, dans mon catalogue XIII, **à une propriété bien intéressante de l'ozone**, qui consiste « **en une action secondaire par le milieu même qu'il a influencé.** »

Cette action est confirmée par une commission scientifique de Lille, les conséquences de cette conclusion peuvent être considérables *(voir page 58)*.

J'applique la cellulose à la protection des métaux et à leur isolement électrique (*Brevet*). C'est encore une question grosse d'avenir, car jusqu'alors l'industrie n'offre aucun produit pour remplir ce but.

Considérant que l'on admettait facilement comme électricien érudit, un élève qui, à son examen, avait su donner la composition (et non le principe) d'un élément *Leclanché*, j'arrivais à conclure qu'il fallait aider, par des publications pratiques, ces modestes savants dans les applications quotidiennes du nouvel agent. De là, des **catalogues théoriques** que j'eus le plaisir d'entendre citer comme les travaux les plus pratiques du jour, des **précis d'électricité médicale** à dix mille exemplaires, qui eurent la satisfaction d'être remarqués et traduits par des écoles étrangères, et dont la deuxième édition actuelle est encore, au dire de nombreux praticiens, le modèle du genre (1). Certes, mon entreprise me causa bien des soucis et bien des désillusions ! Les électriciens, les spécialistes, me trouvèrent bien hardi d'oser produire des

(1) La nouvelle édition de mon *Précis d'électricité*, préparation constante verra disparaître toutes ces actions complexes de bi-électrolyse, d'électrolyse interstitielle, de cataphorése, etc., qui n'ont paru dans les autres éditions que par concession bien naturelle à mon collaborateur désintéressé, mais dont je n'ai jamais été partisan, et que je considère comme une complication gênante, du moins dans leur action médicale.

D'ailleurs ma troisième édition du « Précis »

travaux de ce genre, et des amis reconnaissants devinrent des ennemis acharnés : ils virent dans ces productions pratiques autre chose que le désir de rendre service aux masses, et je fus abandonné par le plus grand nombre. Personne, cependant, n'osa jamais me discuter *(Voir page 57)*.

Déjà, en effet, j'entrevoyais la nécessité de rendre claire et précise la théorie électrique. Je bondissais à la lecture de tous ces travaux émanant d'esprits supérieurs, qui ne laissaient à un observateur exact que confusion et néant. Je constatais avec peine l'insuccès de toutes nos écoles modernes qui se traduisait, chez les élèves, par une indifférence complète.

Mes idées personnelles étaient cependant également confuses : je pressentais une loi nouvelle qui permettrait un jour de faire de l'électricité une médication comme toutes les autres, qui, après l'ordonnance du médecin,ne devenait plus pour lui qu'une question de surveillance dans les applications faites par le malade

sera considérablement simplifiée et je doute qu'un esprit d'école puisse jamais accepter la collaboration d'un ouvrage aussi simple et aussi exact !!

L'esprit de coterie est tel, dans cette branche scientifique (nous nous chargerons de le faire connaître en autre lieu), que mon collaborateur et ami m'a fait plusieurs fois remarquer le tort que ma collaboration lui avait causé ; je ne voudrais pas l'exposer de nouveau à ces ennuis.

lui-même ; et le bon sens, la logique, devenant mes seuls guides, j'ordonnais aux malades envoyés près de moi par les médecins, et à ceux, très nombreux, qui se présentaient sous les auspices d'autres malades guéris par moi, un mode d'application que vient aujourd'hui consacrer la théorie émise plus loin.

Les vastes électrodes, faites d'un bain d'eau salée, dans lequel arrivait l'un des pôles, furent une de mes premières innovations, et, à *l'hôpital de Bourbonne-les-Bains*, où mes affaires m'appelèrent, il y a quelques années, je pus constater avec satisfaction, que les guérisons se produisaient après quelques semaines de traitement, alors qu'auparavant il fallait compter par mois. Je créai dans un but complexe, dont l'une des principales raisons était l'extension des procédés électriques, un cabinet que j'appelai « *guide du malade* ». Ce titre se passait de commentaires, mais le but en fut mal compris par des esprits inquiets et jaloux, qui ne voient dans les meilleures entreprises qu'une concurrence commerciale à leurs établissements équivoques. Les malades, heureusement, comprirent mieux le rôle que je m'étais proposé, et le *cabinet guide du malade* est devenu le rendez-vous de tous ceux qui ont désespéré de la médecine ordinaire.

C'est ainsi également que je travaillai à faire disparaître les anciennes manières d'application du courant électrique, qui consistaient à donner au patient un courant progressif, jusqu'à amener ses plaintes et sa défense, en les remplaçant par des méthodes raisonnées que la théorie nouvelle viendra consacrer.

Dans cet intervalle, je fus stupéfait de lire certain jour les conclusions du *docteur Tripier*, reconnaissant l'indifférence des pôles dans l'application du courant, et cela, après cinquante années de pratique, alors que depuis quinze années, au moins, j'avais timidement, il est vrai, formulé et écrit ces conclusions (1) (*Voir page 74*).

J'attendais patiemment qu'une étincelle vînt un jour éclairer les pensées multiples qui germaient à l'envi, et devaient me conduire à l'expression de lois suffisamment sérieuses, pour servir de base à cet édifice scientifique, dont les manifestations pratiques se révélaient, malgré tout, et j'espère avoir réalisé ce rêve.

De ce fait extraordinaire que l'électricité est un médicament sans danger, je l'ai démontré page 33, le

(1) J'avais alors encore fort peur de la rigueur des électriciens qui ne m'a pas été ménagée d'ailleurs, ainsi qu'on le verra dans les suites de ce texte au catalogue XIV. Les visites exceptionnelles occasionnées par l'exposition, m'ont révélé combien mon indépendance et ma franchise étaient appréciées en France, et surtout à l'étranger.

Le contraire m'eût surpris de la part d'esprits éclairés et cultivés, mais je n'osais espérer une appréciation aussi flatteuse, même en considérant les manifestations journalières d'une correspondance de plus en plus active.

spécialiste perd les notions de prudence et de raisonnement qu'il a apprises au cours de ses études. C'est à cé point, je le démontre page 46, que je donnerais beaucoup plus de confiance au médecin qui a conscience de son ignorance en électricité, qu'au spécialiste, en réalité aussi ignorant que lui, *(toute sa science est superficielle)*, parce que le premier aura la prudence native, disparue chez le second. Voyez page 9, ce spécialiste indiquant, sans savoir pourquoi, un courant de cent milliampères, dangereux, tout au moins dans son action locale, et confié, pour comble d'illogisme, à un élève plus ignorant encore, si c'est possible ! Le bon praticien *(j'en ai l'exemple journalier)* demandera conseil, se placera toujours au-dessous du minimum indiqué, opérera lui-même, avec une attention prudente dans laquelle il trouvera d'ailleurs les satisfactions indiquées pour les méthodes excentriques.

Je vais démontrer pourquoi l'électricité médicale ne peut jamais offrir de danger réel. On frémit, malgré soi, à la pensée de ce qui pourrait arriver s'il n'en était pas ainsi, aujourd'hui que le cabinet du médecin devient une véritable usine, alors que l'électricité n'a pas fait un pas dans la voie de la théorie, de la raison en un mot.

Le spécialiste, livré sans frein aux pensées les plus extravagantes, emploiera les courants industriels, les augmentera encore pour satisfaire sa vanité, et sans se préoccuper du courant qui, ayant saturé l'organisme, se manifestera sur les principaux organes et causera des malheurs ; je rappelle page 11 les accidents mortels servant d'arguments entre les polémistes. Pourquoi le premier était-il parvenu à ce degré d'imprudence et d'illogisme : Par un orgueil insensé, noyé dans une complète ignorance, et devenu d'ailleurs légendaire dans le monde officiel. *(Les notes de mon catalogue complètent ces appréciations.)*

FIN DE LA DEUXIÈME PARTIE

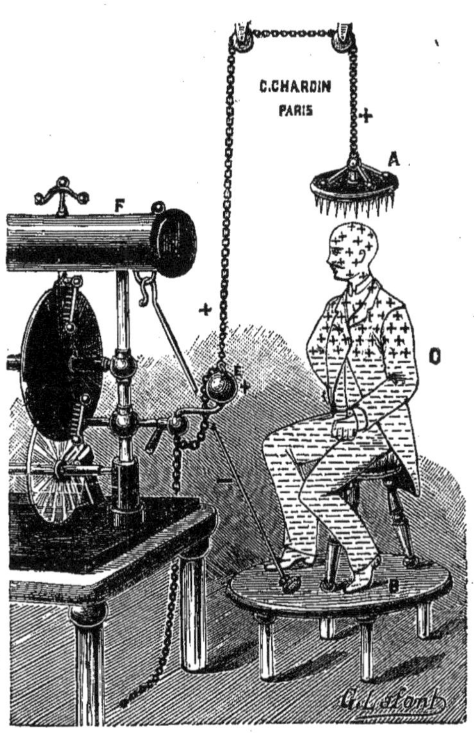

Fig. 4.

Figure faisant voir une application générale du bain statique, dans laquelle le courant, abandonné à lui-même, agit sur tout l'organisme.

Pourquoi se montrer aussi confiant envers le courant électrique, dans des cas si graves, et ne pas chercher à le localiser comme les autres aux régions vraiment intéressantes? Je connais des sujets soumis à ce courant, exaspérés au point de saisir un revolver dont ils sont porteurs et de faire feu *(Lettre du docteur V...),* alors qu'ils n'ont jamais fait usage de ce revolver. Pourquoi, dans d'autres cas, chercher à « **localiser** » ce courant? puisqu'il est démontré par la logique qu'il se répand partout : la preuve en est dans les précautions prises pour isoler l'appareil et le sujet, qui ne le sont jamais parfaitement ?

Il est évident que toutes ces applications, toutes ces prétentions manquent de logique, et sont confinées dans l'empirisme pur.

L'ÉLECTRICITÉ ET LA THÉRAPEUTIQUE MODERNE

Troisième Partie

Principe régissant l'action *de l'électricité dans ses effets sur l'organisme humain.*

Lois de Chardin: *exposé.*

Conséquences de l'application de ces lois.

Histoire de mes recherches, mon appel aux souvenirs. Anecdotes historiques concernant Duchesne de Boulogne et Remack. Mes investigations dans le monde savant contemporain; mes désillusions.

Rapprochement démonstratif du médecin et de l'ingénieur électricien.

Parallèle entre les moyens d'application, le milieu d'expérimentation et les résultats.

Démonstration palpable des principes, par le rappel de certaines lois peu connues du monde médical, ou oubliées par le praticien.

Conclusions importantes concernant la circulation du courant dans le corps humain.

PRINCIPE ET LOIS

de Ch. CHARDIN

PRINCIPE

Le corps humain est un faisceau de fils conducteurs qui subissent les lois communes de conductibilité. Toute modification dans l'économie est accompagnée d'un changement dans l'état électrique et entraîne une modification de la conductibilité générale.

LOIS

A) **L'action mécanique du courant électrique sur l'organisme humain est en raison inverse de la conductibilité des tissus.**

B) **L'action thérapeutique du courant électrique est en raison directe de la conductibilité des tissus.**

C) *Le tissu sain est saturé de son courant naturel et normal et, en véritable accumulateur, se montre rebelle à toute intervention extérieure.*

D) *Le tissu malade, au contraire, a perdu tout ou partie de son fluide naturel et accepte une intervention compensatrice.*

IL RÉSULTE DE CES LOIS :

1° Que le courant doit toujours circuler facilement dans les tissus et que pour cela il est tout indiqué de multiplier ses surfaces d'application.

2° Qu'il suffit de placer les électrodes en des points le plus éloignés du point intéressant, pour être certain d'influencer ce point.

3° Que dans la généralité des cas la modification de l'économie se produisant lentement, il est logique d'admettre que la reconstitution de l'état primitif s'opère dans les mêmes conditions.

4° Que l'application du courant électrique étant soumise à des observations spéciales et personnelles, tout électricien observateur doit les grouper pour en tirer des conclusions pratiques.

Durant la période d'incubation qui précéda mes conclusions, il m'arriva parfois de vouloir m'éclairer à l'étincelle révélatrice jaillie du cerveau de mes contemporains érudits ; mes pensées se reportèrent donc souvent sur *Duchesne de Boulogne* dont on vient d'immortaliser le nom, et j'admirais l'énergie de cet homme, qui a lutté toute sa vie contre l'incrédulité, heureusement peu documentée, de tous ses contemporains, avec des armes scientifiques tellement primitives et incomplètes, qu'elles ne pouvaient prétendre à sa protection morale. Je voyais le *professeur Béhier à l'hôtel Dieu*, l'interpeller amicalement et *Duchesne* lui répondre : Venez donc voir !! *Béhier* regardait indifférent, constatait, et reprenait son service content de dire à *Duchesne* sur le même ton plaisant : « C'est très beau sans doute, mais votre musique m'exaspère »... Et cela parce que Duchesne ne sut jamais frapper son esprit, arrêter son attention en lui donnant le « **pourquoi** » des résultats acquis.

Je me rappelais *Remack* prenant des airs inspirés au milieu des ignorants de son époque, paraissant puiser dans des théories accumulées les grandes lignes de son talent naissant, et je souriais de tant d'outrecuidance, en me confirmant dans cette idée que de nos jours encore, et après trente années de pratique, ce savant est dans l'impossibilité de dire le « **pourquoi** » de ses résultats.

Souvent je posais la question suivante : « *Je suis électricien et en même temps rhumatisant ; mon état m'oblige à l'essai intempestif de courants électriques de tous genres, qui ne m'ont jamais donné de raisons de me plaindre. Par tempérament, j'utilise ces mêmes courants qui me débarrassent de mes rhumatismes.* »

Pourquoi ? Je ne reçus jamais de réponse à cette observation si banale, et je restai dans mon doute, dans ma désespérance !

Il est facile aujourd'hui de conclure d'après ma théorie :

Que dans le premier cas, « **mes muscles sont indifférents, et manifestent seulement leur sentiment par des contractions violentes.**

Que dans le deuxième cas, les parties malades, meilleures conductrices du courant, acceptent l'intervention extérieure, sans contestation des parties saines, indifférentes, sinon rebelles, au courant, et qu'elles bénéficient de cette action, pour reconstituer leur état primitif. »

Alors,il me paraît évident que le corps humain,étant accessible aux courants dans toutes ses parties, devient un vaste faisceau conducteur que nous pouvons, sans crainte et avec profit, comparer à un faisceau de fils ou câbles, utilisés dans l'industrie. Il est clair que le courant passera toujours plus volontiers par les fils qui le conduiront plus facilement.

Constatons cependant une différence capitale entre ces deux faisceaux : le premier présentant un milieu entièrement conducteur et inaccessible à l'opérateur ; le deuxième, au contraire, permettant à l'infini la protection de ses divers fils, afin d'isoler le fil conducteur désigné, des influences de ses voisins.

Aussi, n'est-ce pas sans stupéfaction que nous

comparons l'ingénieur électricien et le médecin, dit électricien. *L'ingénieur électricien* possède une science exacte : il procède d'appareils parfaitement étalonnés, il connaît intimement sa source d'électricité, l'état de ses fils conducteurs, le travail à produire ; il est entouré d'élèves dont l'éducation spéciale est aussi exacte que la sienne. Tous ces esprits se réunissent pour placer leur faisceau conducteur dans les meilleures conditions pratiques : Ils offrent à leurs courants des métaux de choix, pour leur imposer une marche définie, ils entourent ces métaux de corps isolants de tous genres, de manière à enlever au courant toute chance de fuite intempestive, et néanmoins nous avons vu pendant notre exposition de 1900, les installations électriques, qui résumaient sans aucun doute tous les progrès réalisés, donner à chaque instant, par des arrêts subits et toujours déconcertants, la preuve de l'indépendance native de la fée « électricité » et l'ingénieur, dans ce cas, se déclare franchement l'humble serviteur de son indomptable agent.

Le médecin électricien dont l'éducation électrique est absolument défectueuse, *soit dit sans blesser personne*, qui est isolé au milieu d'élèves ignorants, dont l'esprit est devenu indifférent à se heurter perpétuellement aux **mystères** des effets électriques, le médecin électricien, dis-je, se trouve en présence d'un faisceau de fils inaccessibles et placés dans un milieu conducteur dont il lui est impossible d'apprécier les qualités ; de plus, contrairement à l'ingénieur, dont nous remarquions tout à l'heure la modeste intervention, il émet la prétention exorbitante de conduire son courant en un point déterminé : en un mot, de le localiser.

Nous croyons devoir conclure en conseillant au médecin électricien plus de modestie et plus d'exactitude, en se déclarant l'humble serviteur de la fée « électricité ».

Dans les cas de réaction du courant électrique sur les muscles en dégénérescence, on constate que le courant agit d'autant moins que ces muscles sont plus atteints. Nous pouvons encore reprendre la comparaison précédente pour expliquer cet intéressant phénomène. Si l'ingénieur place dans un circuit électrique un fil bon conducteur, tel que le cuivre rouge, rendant 95 à 98 0/0 du courant, ce dernier circulera facilement et sans aucune manifestation apparente ; s'il vient à remplacer ce fil par un fil de même diamètre, mais mauvais conducteur du courant, ce dernier manifestera dans ce fil par une action calorifique; c'est sur ce principe que sont établis les cautères électriques usités en chirurgie.

Si le médecin choisit un conducteur dans le faisceau humain, si ce conducteur est à l'état sain, il manifestera au passage du courant, par des contractions équivalentes à ce courant. Si, au contraire, le muscle est malade, il deviendra meilleur conducteur et se montrera facile au passage du même courant.

C'est, on l'a déjà compris, pour cette même raison, qu'un muscle donne des effets de contractilité de plus en plus appréciables, au fur et à mesure de son retour vers son état primitif.

Nous arrivons à remarquer :

1° **Qu'un muscle, malade ou fatigué à l'excès, a perdu une certaine quantité de son fluide électrique naturel, et que l'application d'un courant quelconque vient rétablir l'équilibre primitif.**

2° **Que le muscle sain, possédant une quantité normale de fluide naturel, se montre rebelle à toute circulation d'un fluide étranger.**

Ce qui expliquerait pourquoi, dans toutes les interventions bizarres et presque toujours exagérées du courant électrique, placé entre les mains si peu guidées des électriciens actuels, on n'a jamais pu constater aucun accident. C'est que, contrairement au fil électrique isolé, qui, sous l'influence d'un courant trop puissant, arriverait fatalement à manifester par un phénomène de chaleur *(voir la figure 5)*, le fil humain se trouve dans un milieu conducteur permettant l'épanouissement presque illimité du courant. C'est pour cette raison que les courants extra-médicaux, la foudre, les courants de secteurs, ne produisent pas absolument des accidents mortels.

Ces phénomènes extrêmes ne se manifestent que lorsque le champ de conductibilité arrive à être disproportionné avec la quantité de fluide perçu.

Les effets nerveux produits par un milieu orageux, lourd, accablant, ne sont-ils pas également une indication de sursaturation de nos organes ?

C'est pour cette même raison, nous le répétons, qu'un courant électrique envoyé dans un membre dont l'une des parties est affectée, va tout naturellement vers la partie malade, par le seul fait de sa conductibilité particulière, et nous ferions injure à nos lecteurs en leur rappelant notre principe des vastes électrodes.

Nous expliquons ainsi les expériences si intéressantes de *Duchesne de Boulogne*.

Nous donnons à *Remack* la clé de ses succès, mais en lui enlevant le mérite, devenu illusoire, qu'il s'attribuait avec tant d'affectation.

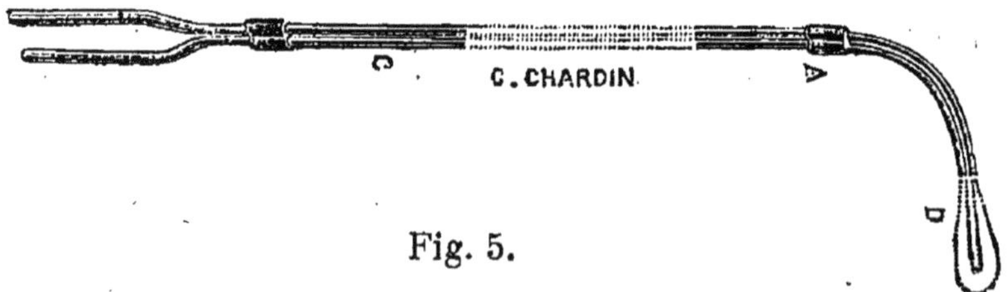

Fig. 5.

Figure faisant comprendre l'action du courant sur des conductibilités diverses : Les branches

C A sont en cuivre très bon conducteur. La partie D forme résistance par sa conductibilité propre et son diamètre moindre. Il y a en un mot **une différence de conductibilité** entre les parties A C et la partie D. C'est pourquoi la partie D peut être amenée à l'incandescence par un courant suffisant.

Si cette partie D était de conductibilité égale aux branches A C, le courant circulerait sans manifestation appréciable, le point D serait la raison d'un « *court circuit* ».

Si enfin le courant électrique dans cette dernière hypothèse était d'une intensité trop considérable, le système entier serait porté à l'incandescence, ce qui démontre la nécessité de calculer la section des conducteurs d'après l'intensité du courant qu'ils doivent véhiculer.

FIN DE LA TROISIÈME PARTIE

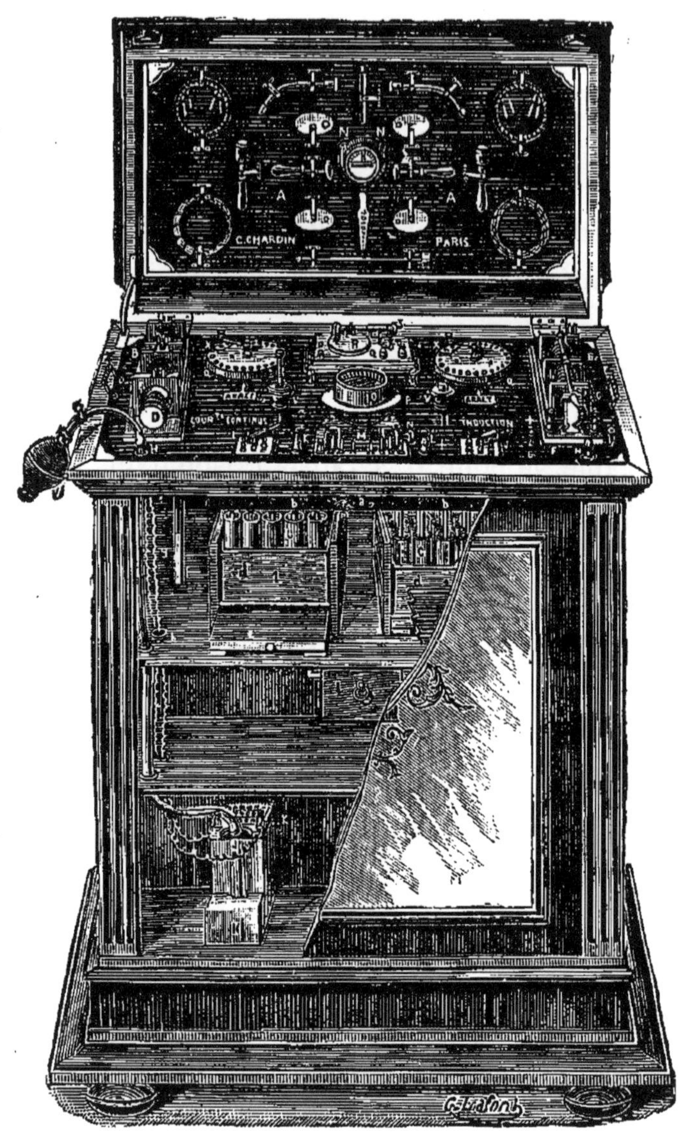

Fig. 6.

Compendium de Cabinet.

L'ÉLECTRICITÉ ET LA THÉRAPEUTIQUE MODERNE.

NOTE CONCERNANT L'APPAREIL CI-CONTRE

Ces appareils, longtemps combattus par des sectaires sans valeur scientifique, répondaient par avance aux besoins de mes principes. Composés d'éléments pratiques qui en rendent la marche facile, l'entretien insignifiant, ils sont, par leur commodité et leur simplicité, d'un emploi sûr et exempt d'erreur, par cela même qu'ils laissent à l'opérateur toute sa présence d'esprit, en face de son malade.

C'est en même temps une belle manifestation du goût parisien par l'harmonie des formes et le dispositif général des accessoires d'application.

Ce compendium peut être disposé pour les courants des secteurs.

Il lutte avec avantage contre les tables d'aspect si commun qui sont devenues le type de la production actuelle française et aussi, dans un autre ordre d'idées, contre les masses sculpturales autant que lourdes de fabrication allemande.

L'ÉLECTRICITÉ ET LA THÉRAPEUTIQUE MODERNE

Quatrième Partie

Application de mon principe,

Classification des actions chimiques du courant.

Conclusions visant le praticien et ses réticences envers l'électricité. Attaquant ses arguments, les annihilant par la discussion, et lui démontrant ses aptitudes naturelles à l'application de l'électricité.

Armes théoriques pour la lutte contre la spoliation éhontée du malade par les entreprises actuelles.

Situation de l'électricité dans l'arsenal thérapeutique du praticien.

Conclusions tendant à démontrer que le but que nous nous sommes proposé est atteint.

Importance du spécialiste électricien.

Notre espoir dans l'avenir de cette science merveilleuse.

Il résulte de ce qui précède que les applications de l'électricité deviendront accessibles à tous. Il s'agit, en effet, de donner au courant électrique tous les éléments nécessaires à une bonne circulation, dont l'eau, citée plus haut, est le mode le plus pratique *(voir figure page 59)*.

Il suffit, dans ce genre d'applications, de placer le rhéophore qui amène ce courant dans l'eau, de façon à ce qu'il ne soit jamais en contact en un point quelconque de l'épiderme, et que l'eau soit effectivement le véhicule du courant. On applique ensuite aux endroits qui ne peuvent être immergés, de vastes électrodes, couvertes de feutre et de peau de chamois, qui offrent toutes les chances possibles d'une parfaite imbibition de l'épiderme.

En utilisant des courants électriques faibles, c'est-à-dire n'occasionnant jamais une impression désagréable, on se place dans les meilleures conditions, n'ayant à la rigueur qu'à remplacer par le facteur « temps » le facteur « intensité ».

Il ne faut cependant pas conclure à une fantaisie complète au point de vue de l'application du courant, et placer les pôles en un point quelconque du corps. Il résulte de ce que nous avons dit plus haut, concernant la conductibilité générale des tissus, que l'application de l'électrode, en un point déterminé *(sur le rétrécissement, par exemple)*, est d'une logique enfantine *(voir page 65)*. Comme l'ingénieur électricien que nous prenons pour exemple, il faut utiliser notre original agent avec toutes les précautions possibles.

L'ingénieur se gardera bien d'augmenter inutilement les trajets de ses fils ; il évitera surtout de les faire passer, sans raison majeure, dans les endroits humides et par conséquent conducteurs.

Il faut aussi compter dans l'exemple choisi sur certaines actions purement mécaniques qui se combinent avec l'action électrique : nous le pensons du moins, en regrettant de n'être pas à même d'étudier toutes ces questions si intéressantes, au point de vue des principes *(voir page 65)*.

Cet exemple de l'application du courant électrique aux rétrécissements nous amène à parler de l'action de chacun des pôles.

Le pôle positif produit dans le tissu des escharres dures et rétractiles, telles les escharres résultant de l'action d'un acide.

Le pôle négatif produit des escharres molles et non rétractiles.

Ces faits sont indiscutables ; il est d'ailleurs facile de les réaliser en opérant sur un morceau de viande, par exemple, et je regrette qu'une expérience si simple, si démonstrative, de tout temps conseillée par moi, ne soit jamais mise en pratique.

Elle en apprendrait plus que la lecture de tout ce qui a été écrit sur cette action chimique de l'électricité appelée électrolyse ou galvano-caustie chimique.

Le principe se graverait pour toujours dans la mémoire et mettrait le médecin à l'abri de ces grossières erreurs dont je parle p. 65, qui sont gênantes pour tous, et font douter de son instruction générale.

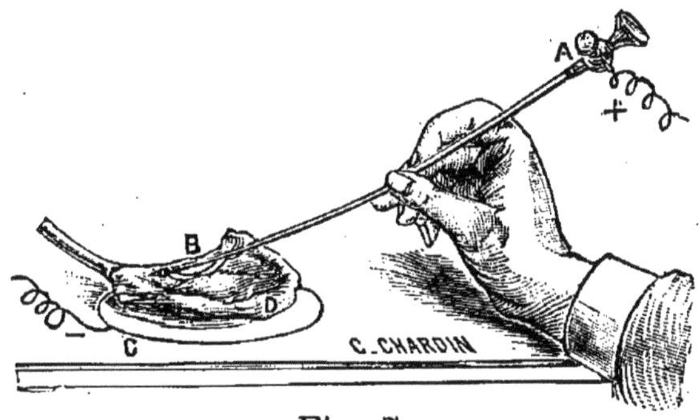

Fig. 7.

A B Electrolyseur. — C Plaque électrode. — D Côtelette.

Je comprends difficilement pourquoi les professeurs de l'hôpital Necker n'exposent pas aux yeux de leurs élèves cette petite expérience, qui les armerait au moins pour la critique de parti pris, dont ils font réellement abus. Ils leur éviteraient en outre la honte de dire et de propager des absurdités.

Pour en finir avec la théorie des courants, il ne nous reste plus qu'à en comparer les propriétés et les effets divers.

Le courant électrique agit uniquement comme fluide; c'est un fait indiscutable, son origine n'a aucune importance théorique.

Pratiquement, nous croyons pouvoir dire *(et encore n'est-ce qu'une concession faite aux idées du jour)* : **Que le courant d'induction** est indiqué pour les affections passagères : rhumatismes, goutte, névralgies, etc. Il agit principalement sur le mouvement : c'est un courant de gymnastique. Il n'a aucune action électrolytique sur les tissus et présente, à cet égard, une grande supériorité sur le courant continu pour l'électrisation des canaux et des muqueuses en général.

Le courant continu agit sur la nutrition, peut-être précisément parce qu'il n'impose aucun travail simultané aux organes atteints. Il paraît aussi présenter un caractère particulier dans les affections de l'estomac, de l'intestin.

Son action est remarquable aussi dans les modifications générales : anémie, chlorose, etc.

Le courant statique se prête plus volontiers aux applications générales, elles sont facilement réalisées par les propriétés de tension inhérentes à ce courant, qui dispense l'opérateur, aussi bien que le sujet, de mouvements excentriques fatigants, complexes et même dangereux.

Cette même application, avec le courant continu *(dont j'ai contrôlé les effets dans un cas d'anémie grave)*, exige le nu du patient et deux interventions journalières d'une durée minimum de quinze minutes pour chacune, on conçoit donc aisément la préférence donnée aux courants statiques.

Ces trois courants possèdent à leur actif les mêmes guérisons (1). Le praticien, muni d'un appareil unique, signale volontiers un résultat acquis contre toute attente. La pratique vient donc confirmer en tous points ma nouvelle théorie, et je laisse aux hommes compétents le soin d'établir, s'il existe, le pouvoir spécial de chacun de ces courants.

Comme dans l'électricité industrielle à laquelle nous avons comparé l'électricité médicale, il est, sans doute, des modes de distribution qui facilitent et accélèrent les résultats, c'est une vaste et intéressante question !

(1) En novembre, j'eus l'occasion de voir une sage-femme qui venait acheter mon « Précis » et comme je lui demandais : *de quels appareils elle se servait : « Je n'ose vous le dire, me répondit-elle : nous employons le courant de notre timbre électrique (l'induction)... avec lequel nous arrêtons des hémorrhagies, nous diminuons des fibrômes !* » Nos grands maîtres en seraient-ils surpris ?... Si je ne vendais moi-même des appareils, très consciencieusement, je lui aurais conseillé de continuer... mais on ne peut être désintéressé à ce point : le raisonnement de cette femme m'a stupéfié par sa logique et son exactitude ; et puis, je n'avais pas encore pensé à cette combinaison ! C'était nouveau pour moi, et bien concluant.

CONCLUSIONS PRATIQUES

Le praticien ne pourra plus objecter qu'il n'a pas appris l'électricité : l'accès de l'urèthre, par exemple, qui est considéré comme l'une des interventions les plus délicates de l'électricité, deviendra un jeu pour toute main habituée à son exploration.

L'utérus, dans ses diverses affections, deviendra l'objet d'applications courantes.

Les interventions électriques, dans les névralgies les plus délicates, seront réduites à une simple prudence dans l'application.

Les affections de la moelle et toutes celles encore mystérieuses, dans lesquelles le diagnostic est souvent égaré, seront librement soignées par le médecin prudent, débarrassé de toute préoccupation du côté de l'agent employé.

Dans une foule de cas généraux, le praticien aura des résultats inattendus, parce que toute sa préoccupation se réduira à une bonne circulation de son courant.

Le praticien que nous avons toujours en vue ne pourra plus hésiter à ordonner l'usage de l'électricité.

Si le diagnostic est précis, le médecin verra de suite une amélioration dans l'organe ou dans ses annexes *(Voir Principe, page 27)*.

Si le diagnostic est hésitant, le médecin se rappellera ce que je dis page 33, du courant trop abondant, inoffensif pour l'organisme. Il aura primitivement retenu ce qui est dit page 91 et qui vient d'une école moderne ; *on peut toujours essayer*, il pourra dans tous les cas, se montrer sûr d'une innocuité absolue.

S'il ne constate aucun résultat, il se trouvera dans les mêmes conditions physiques qu'avant le traitement électrique et le médicament ordinaire aura la place libre pour son action bienfaisante.

Si, au contraire, il remarque une amélioration (il en est le plus souvent ainsi), le traitement continué viendra compléter son diagnostic.

Il n'y a pas de cas dans lequel l'électricité à la dose raisonnable indiquée page 39, ne puisse être appliquée de tout repos.

Il n'aura plus à objecter : que l'application de l'électricité lui fait perdre un temps précieux, que ses applications sont généralement peu rémunératrices, le malade acceptant difficilement de lui offrir un prix plus élevé que pour une simple consultation ; **qu'il est obligé de consacrer un certain capital** à l'achat d'appareils, dont on refuse de lui payer même l'intérêt ; **qu'il est obligé de transporter des appareils toujours un peu encombrants.**

Il imitera le bon exemple d'un certain nombre de ses collègues, auxquels, à défaut de principes, le bon sens et l'expérience ont indiqué que ce médicament n'offrait pas plus de danger que toute la pharmacopée journellement employée. Il pourra limiter ses visites à la surveillance du traitement électrique imposé.

Le malade, lui-même, s'en trouvera beaucoup mieux, ayant ainsi la facilité de faire son traitement aussi fréquemment qu'il le voudra, ce qui est la condition essentielle d'une guérison prompte et définitive *(Voir page 79).*

Je crois n'avoir pas à insister sur les applications spéciales du courant continu et les chances d'eschares. Nous savons aujourd'hui qu'un simple déplacement de l'électrode peut l'empêcher, et qu'il suffit, pour prévoir tout ennui, de prévenir le sujet de cette action possible.

Ce même praticien ne pourra plus donner comme prétexte qu'il ne peut se mettre à apprendre toute une nouvelle science, et qu'il ne peut espérer parvenir au talent des électriciens connus, puisque je lui ai démontré que cette science est encore nouvelle, que seulement aujourd'hui, après cinquante années d'emploi, j'établis un principe sérieux ; que les dits électriciens ne font que de l'empirisme, et qu'il pourrait d'autant mieux en faire lui-même, que mon principe affirme l'innocuité du médicament.

J'ajouterai, pour conclure, que le praticien invoqué en connaîtra davantage, en peu de jours, que le spécialiste, parce qu'il ne sera pas gêné par les multiples erreurs dont ce dernier est le conservateur et le propagateur.

Le succès couronnera ses efforts, parce qu'il procédera avec timidité et réflexion : deux qualités essentielles que nos « *Savants* » ont oubliées.

Il ne se laissera plus influencer par l'étalage pompeux des moyens d'action de ses collègues, grands négociants en électricité ! *(voir page 70)*. Il comprendra que le néant des théories actuelles peut seul permettre ces fantaisies industrielles ; quand il apprendra que tel cabinet, grand amateur de haute fréquence, l'abandonne pour des courants triphasés, par exemple, il ne verra là que la préoccupation constante de faire autre chose que le voisin et aussi de choisir les principes les plus difficilement réalisables, afin de profiter le plus longtemps possible de la réclame faite sur le nouveau (1) moyen.

Quand un incrédule ou un critique viendra lui dire d'un air moqueur et agressif : « *Votre électri-*

(1) Il est à remarquer qu'à peine connue, une nouvelle combinaison de courant électrique est dotée des guérisons les plus extraordinaires. Tels les courants Sinusoïdaux qui devaient faire tout oublier et qui sont retombés dans le néant d'où le mercantilisme les avait sortis.

Les notes qui suivront cette théorie dans mon catalogue, répartiront ces excentricités scientifiques à chacun de leurs auteurs, en exprimant leur but dissimulé sous des apparences scientifiques.

cité ! Mais ce n'est pas sérieux, c'est la panacée universelle ! Elle fait maigrir et fait engraisser, atrophie et hypertrophie les organes (1), agit sur la vessie pour arrêter ses émissions intempestives, et aussi pour les ramener normales quand l'organe a subi une altération. C'est trop beau vraiment ! »

Il pourra lui répondre par l'application de mes lois, qui démontrent que **l'état anormal d'un organe est modifié par le courant électrique, sans réserve.** Alors la panacée universelle deviendra un argument incomparable contre lequel viendront dorénavant se briser tous ces systèmes aux appellations extravagantes. Il pourra démontrer que le courant électrique, seul, a une action efficace, et que les moyens de production, spéciaux ou dissimulés, ne sont que des manœuvres commerciales (2).

(1) Qui donc n'a pas été subjugué par les théories de nos électriciens donnant aux courants ascendants et descendants une propriété atrophique ou hypertrophique, — quand il s'agissait tout bonnement d'une action *fatale* au courant, ramenant à l'état normal la partie affectée d'atrophie ou d'hypertrophie ?

(2) Me portant en faux contre les insinuations mensongères de ces usines à guérisons fantaisistes, qui cherchent à faire supposer au public qu'elles ont tout inventé, j'affirme, aussi, que tous leurs systèmes sont copiés sur mes propres modèles *(c'est facile à démontrer par la suite de mes catalogues)*... mais sans tenir aucun compte des précautions pratiques qui garan-

Dans d'autres cas, il entendra dire : « *Votre électricité, c'est de la suggestion : on l'ordonne et on l'applique à tort et à travers, pour occuper le malade quand on ne sait plus que faire.* »

La première raison tombe d'elle-même par cette seule observation que la guérison consacre tout moyen employé. S'il était possible, en imposant les mains, d'amener le même résultat, ce serait encore mieux.

Si l'électricité est ordonnée à tort et à travers et si on l'applique de même, elle a cela de commun avec un grand nombre de médicaments, mais ce qui la distingue d'une façon remarquable, c'est que le malade ne risque jamais avec elle un atome de sa santé, ainsi que je le démontre page 11.

Quant aux résultats négatifs, il est certain qu'ils sont souvent amenés par les remèdes précédemment employés : le salicylate, par exemple ; l'électricité est dans

tissent ces systèmes contre le temps et l'action des produits qu'ils utilisent. Il semble même que cela soit fait à dessein. Et telle est certainement leur intention : de donner une preuve immédiate du fonctionnement, pour ensuite impliquer l'inexpérience du sujet, et l'entraîner à l'achat d'appareils plus simples ou plus complexes (*les arguments ne font jamais défaut à ces sortes de gens*) et narguer le plus longtemps possible le hasard qui a amené leurs victimes à lire leurs nombreuses publications et à venir jeter dans leurs palais de tromperies innommables, leurs dernières économies avec leurs dernières espérances.

ce cas, en effet, quelquefois impuissante à réparer les troubles occasionnés par ce médicament dangereux.

Sûr de lui-même, par l'influence naturelle d'un esprit satisfait, le *praticien* n'hésitera plus à présenter des arguments pour condamner ces assemblages de métaux, zinc et cuivre soudés, estampés ou fondus, qui non seulement se vendent à des prix exorbitants sur la foi de guérisons imaginaires, mais « se rechargent », dit le prospectus... ce qui donne la mesure du mépris de ces exploiteurs pour le bon sens contemporain.

Ces plaques de forme suggestive qui guérissent certaines affections spéciales, la surdité par exemple, dont les qualités curatives sont résumées dans le poids et la dimension discrète qui flattent le farniente naturel du malade, seront qualifiées comme elles le méritent par le praticien sans qu'il ait à redouter l'intervention offensive du marchand.

Il se rappellera que tous ces systèmes que l'on veut faire passer comme d'invention récente datent de cinquante années au moins et se connaissent sous le nom de « Pulvermacher ». Ils ont été abandonnés pour cette principale raison : « qu'ils ne pouvaient produire de courant qu'avec le contact immédiat de l'épiderme (formant ainsi élément « Volta ») et qu'alors le passage du courant déterminait fatalement des escharres qu'il faut éviter à tout prix » ; le progrès aidant, les appareils à piles étant devenus pratiques, ces fantaisies empiriques furent vite oubliées. Comment ont-elles revu le jour telles qu'elles étaient jadis ? Sans doute par la puissance de la réclame et l'abandon de tout scrupule qui permet d'écrire sans hésitation les plus monstrueux mensonges !

Le praticien donnera alors à l'électricité sérieuse la première place dans son arsenal thérapeutique, au lieu de la reléguer au dernier plan, comme on le fait actuellement.

Ainsi nous aurons réalisé notre rêve, longtemps caressé, qui consiste à faire profiter l'humanité des bienfaisantes actions de la « *fée électricité* ».

Il ne faudrait pas voir dans ces conclusions l'abandon absolu du spécialiste, et des nombreuses combinaisons électriques qu'il peut offrir au malade, nous avons toujours montré que nous étions essentiellement éclectique, et nous considérons que, dans une science aussi nouvelle, il ne faut négliger aucun moyen d'action.

Ne nous servons-nous pas journellement du spécialiste pour les nombreux malades qui veulent bien nous accorder leur confiance ?

Mais c'est par la simplification d'un principe qu'on arrive à le répandre à l'infini, et je veux que l'électricité tienne une première place dans les moyens vulgaires que possède tout individu, un peu soucieux de sa santé. L'électricité aura enfin le rôle qu'elle devrait avoir depuis longtemps, de « fée bienfaitrice » dans la vie des familles. Déjà, par la lumière, les signaux, les appels, la correspondance, le foyer le plus modeste est envahi par notre inépuisable trésor. La santé seule, le plus grand des biens, lui a échappé cependant, par ce simple fait, que l'humanité manque souvent de logique, mais nous la voyons sourire sous sa dédaigneuse fierté, certaine dans un avenir prochain d'avoir parachevé son œuvre.

Car nous ne doutons pas que de plus érudits que nous ne reprennent cette loi fondamentale de la « *conductibilité des tissus* » pour en déduire des faits de premier ordre qui serviront de base à des lois secondaires simples et indiscutables, acceptées par tous, et faisant de l'électricité médicale une science exacte au moins en ce qui concerne sa direction et ses effets dans notre organisme.

Nous n'en serons pas moins en butte aux combinaisons multiples provenant des tempéraments divers, car il ne faut jamais perdre de vue que nous faisons de la « *médecine électrique* » et qu'elle doit, comme ses rivales, laisser un champ très vaste au génie, à la réflexion et à l'observation du médecin.

FIN DE LA QUATRIÈME PARTIE

L'ÉLECTRICITÉ

ET LA THÉRAPEUTIQUE MODERNE

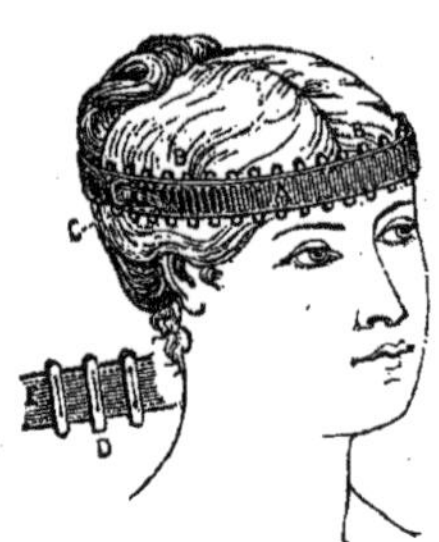

Fig. 8.

Application d'aimants, fantaisie autorisée par l'ignorance de toutes les actions électriques. Les résultats *(voir page 8)* peuvent difficilement être contrôlés : le métal, la température, le poids de l'objet faisant comme un massage « local » sont autant de facteurs à invoquer. De plus, les sujets soumis à ces sortes d'actions sont généralement sensibles à toutes les influences. Quant aux propriétés spéciales de cette électricité, nous avons dit ce que nous pensions à ce sujet. De ce que ces applications donnent rarement des résultats, on pourrait en conclure que « l'électricité est un traitement sans valeur ». C'est ce que nous voulons éviter.

L'ELECTRICITÉ ET LA THÉRAPEUTIQUE MODERNE

Cinquième partie.

Figures et descriptions explicatives des textes :

Une application d'ozone. Loi très importante. Résultats extraordinaires.

Mode d'application des courants électriques au moyen de grandes surfaces d'application.

Un exemple de localisation du courant électrique.

Instruments pour la perforation de l'utérus. Critique de ces procédés dangereux.

Electrisation de l'urèthre dans les diverses affections de la vessie.

Uréthrotome destiné à rappeler comment l'uréthre est modifié dans les cas de rétrécissement.

Divers appareils pour expliquer la double action de courant et de dilatation.

Types d'appareils accessibles aux malades *dont le médecin peut conseiller l'achat.*

Une méthode excentrique. Considération sur les entraînements vers les applications exagérées du courant.

Défense des appareils en usage critiqués sans raison, dans un ouvrage récent.

J'étais accusé dans mon « *Précis* » d'avoir fait une espèce de catalogue où j'exposais mes appareils. Cette observation était d'autant plus injuste et inexacte que toutes les figures trouvaient leur application au texte dont elles étaient le complément. Il eût peut-être paru plus logique d'y placer les galvanos de mes concurrents !

Ne devrait-on pas s'abstenir de semblables critiques?

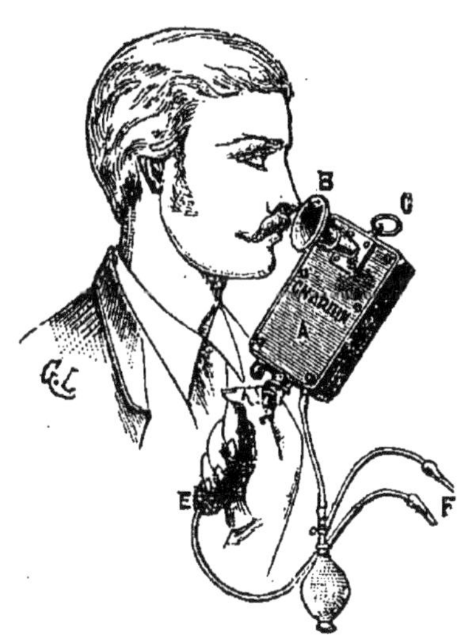

Fig. 9.

Application de l'ozone, appareil rendant l'aspiration du gaz intime et bienfaisante *(voir page 17).*

Schéma montrant l'appareil complet : les organes dont il est composé, sont familiers à tout le monde.

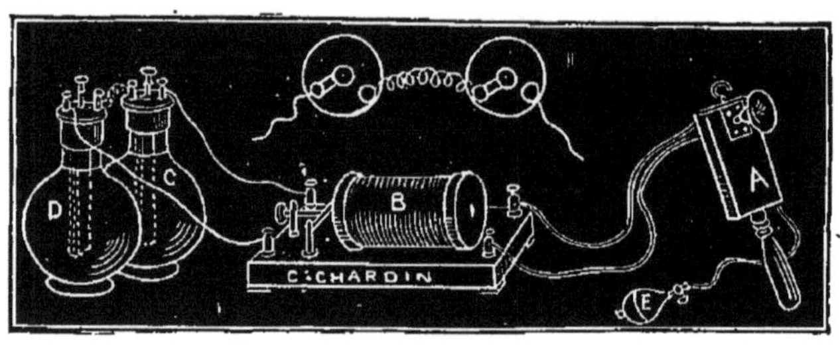

Fig. 10.

Je rappelle la loi que j'ai établie pour l'ozone, loi confirmée par une commission scientifique de Lille : « *L'ozone dans l'organisme présente un effet analogue à l'électrolyse dans son action locale ;* » l'ozone crée en effet un milieu anti-microbien qui perpétue son influence sur le sujet indemne. J'ai constaté ce résultat chez un premier malade, dont la guérison fût considérée, à juste titre, comme miraculeuse. Un second sujet, entraîné dans ce but, servit de démonstration à mon observation.

La commission scientifique de Lille, appelée à juger de l'épuration des eaux par l'ozone, constate avec étonnement, qu'une certaine quantité d'eau imparfaitement épurée, était parvenue d'elle-même, en quelques heures, à l'état de pureté absolue. Merveilleux est un produit qui, non seulement, ne présente aucun danger dans son absorption, mais qui dispense de toute intervention après une certaine ingestion qu'il s'agit de déterminer : C'est le rôle des observateurs.

L'appareil ci-dessus est le mode qui m'a donné les meilleurs résultats ; les machines à plateaux sont d'applications moins intimes.

Les laboratoires condamnent l'ozone parce que l'on ne peut le doser : en attendant, nous en constatons tous les jours les effets merveilleux.

Une observation minutieuse m'a conduit à un traitement méthodique qui m'a toujours réussi dans les nombreux cas qui m'ont été confiés.

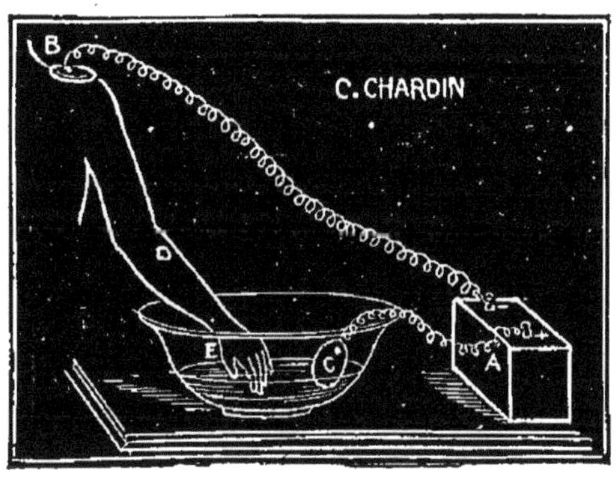

Fig. 11.

Figure faisant voir une application de courant au moyen d'une vaste électrode constituée par l'eau. La plaque supérieure B gagnerait à être beaucoup plus vaste. Nous supposons, dans ce cas, un rhumatisme du coude et le dispositif se trouve représenter ce que l'on nomme un « courant ascendant ».

Je dis, page 21, le cas que l'on peut faire de cette complication reconnue inutile, que les maîtres ont imposée sans jamais l'expliquer et sans que, chose plus curieuse encore, jamais aucun esprit réfléchi se soit insurgé contre cette lacune.

Tant il est vrai qu'une science sans principes annihile toutes les facultés intellectuelles du penseur : le fait de se rencontrer perpétuellement avec le néant *(car toutes les théories émises conduisent là)*, impose la résolution veule de tout accepter sans discuter.

L'épanouissement des pôles est d'une importance pratique considérable (voir ce que je dis page 20).

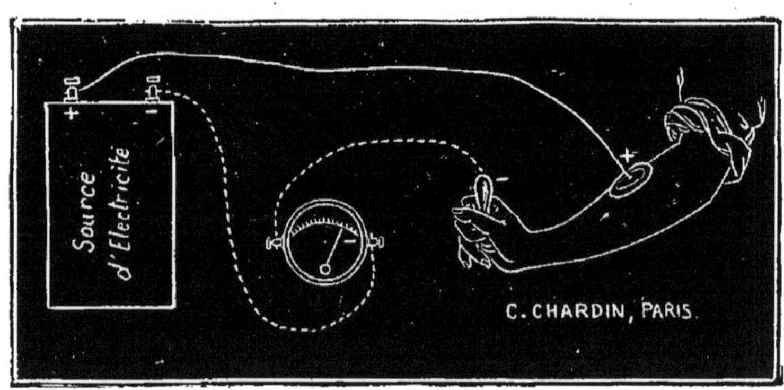

Fig. 12.

Application d'un courant électrique *dans l'électrisation d'un rhumatisme du poignet (voir* *page 39)*; la partie affectée est prise entre les deux pôles.

On conçoit que le tampon, ainsi tenu (ancienne manière), ne puisse pas permettre un épanouissement, complet du pôle dans le membre affecté comme dans la figure 11.

Instruments pour la perforation de l'utérus.

(Voir page 11).

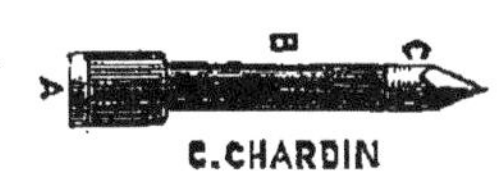

Fig. 13.

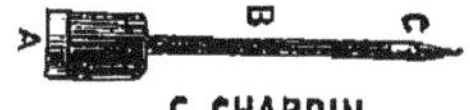

Fig. 14.

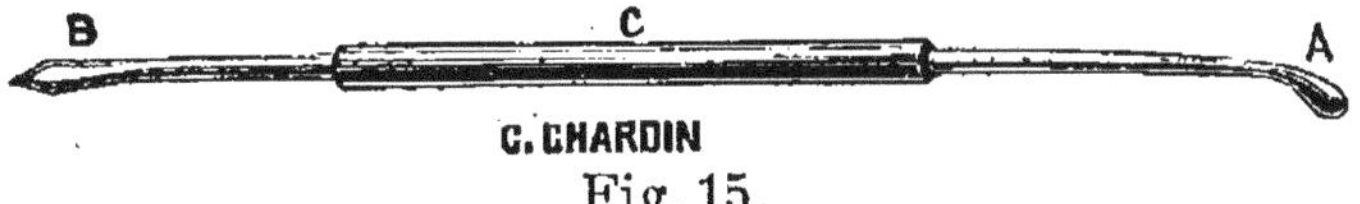

Fig. 15.

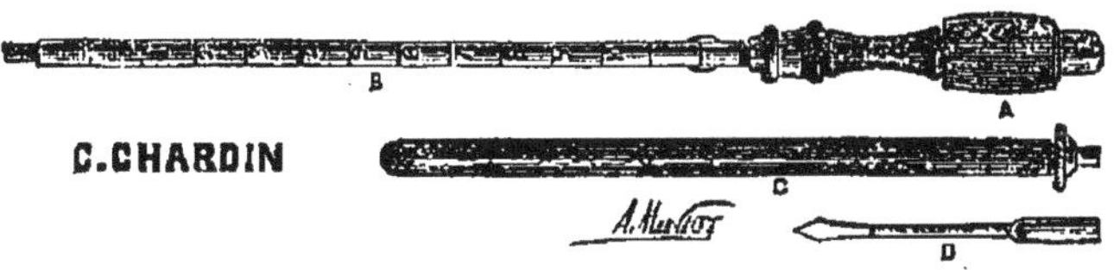

Fig. 16.

Epoque barbare pendant laquelle les opérateurs ont mutilé l'organe avec un raffinement cruel. « Pauvre utérus, est-il assez complaisant ! », exclamait, près de moi, à la clinique de la rue du Jour, un praticien... raisonnable, alors que j'éprouvais moi-même un sentiment pénible, en assistant à cet acte imprudent, qu'aucune raison ne pouvait excuser. Par la suite la méthode était abandonnée, pour cause, et aujourd'hui j'en démontre l'inutilité. Je ne rappellerais pas ces sinistres pages de l'électricité, si je ne croyais pas devoir la défendre contre une injuste accusation. Les accidents, les mortalités survenues, sont, pour moi, strictement les conséquences de l'acte chirurgical, puisque jamais dans les applications, simplement électriques, **raisonnables et prudentes,** je n'ai eu connaissance d'un accident intéressant. *(Voir page 39 ce que j'entends par ces qualificatifs.)*

Avec notre nouveau principe, nul besoin de tourmenter un organe. L'électrode ci-dessous, d'un emploi fort simple, peut amener le courant sur le col même *(le museau de tanche)* et agir avec le même espoir.

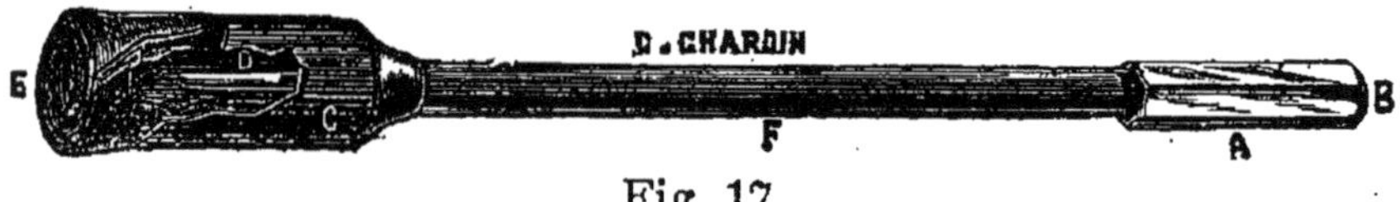

Fig. 17.

Le point E *est un tampon d'amadou* entourant D, *qui lui donne le courant.*

On pourrait demander, en effet, aux propagateurs de la méthode des grandes intensités « **pourquoi** » cette introduction, dans le col, d'électrodes variables ? A l'exemple de leur maître, répondant aux (1) médecins étrangers qui, en 1889, venaient admirer le « grand génie », ils nous diraient, sans doute : je ne sais pas ; j'emploie ces méthodes parce que je crois devoir les employer ; je les complique parce qu'il faut les compliquer.

... Ils auraient au moins le mérite de la franchise, sans compter le droit à notre mansuétude.

Action du courant continu dans les affections de l'intestin *(voir page 39)*.

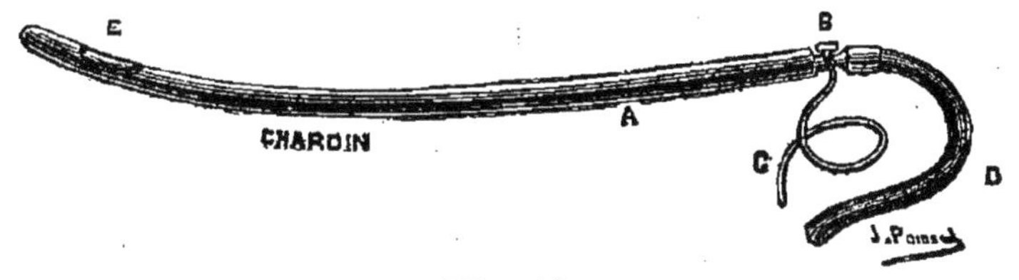

Fig. 18.

Les phénomènes de constipation et d'occlusion sont combattus avec un grand succès par le « lavement électrique ». C'est un moyen mécanique local qui n'altère aucun organe pour améliorer celui qui est atteint, et qui tonifie l'organe intéressant, jusqu'à l'amener à des fonctions normales (*toujours par notre principe émis page 28*).

(1) En 1889, A..... fut appelé *grand homme* dans les salons de *Spencer Wells*, en présence d'une personne de ma famille. C'était l'apothéose d'une personnalité trompeuse de laquelle un gynécologue en renom me disait : Peut-on être professeur, même libre, quand on est si ignorant !

Le courant continu est indiqué dans ce cas : les contractions du milieu sont plus énergiques, plus considérables ; cependant des phénomènes analogues sont constatés par l'application des courants d'induction et statiques.

C'est un traitement intéressant qui ne sera jamais assez connu.

Electrisation de la vessie ou plus exactement de l'urèthre

(voir page 89).

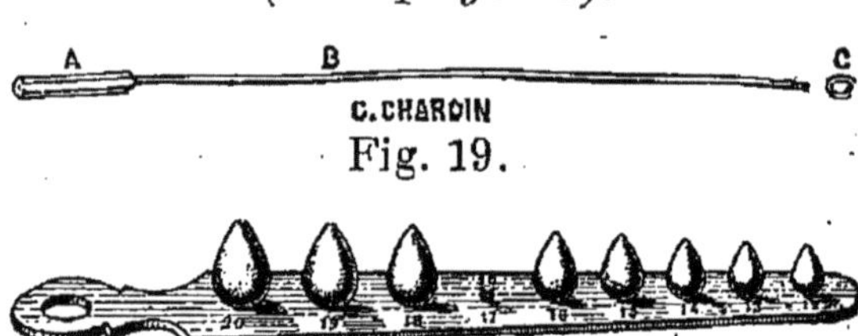

Fig. 19.

Fig, 20.

Cette application, peu connue malgré ses intéressants résultats, est d'une grande importance, et les appareils présentent une simplicité extrême. Ainsi qu'il est dit (page 42), c'est le courant d'induction qui est indiqué dans ce cas.

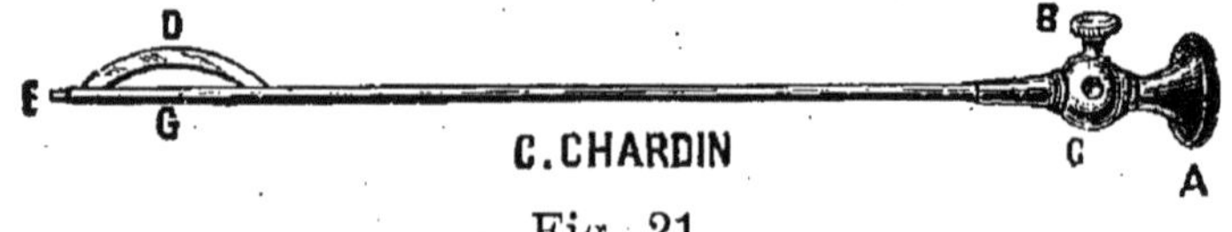

Fig. 21.

Uréthrotome rappelant comment l'urèthre est modifié dans le cas de rétrécissement *(voir page 41).*

La lame mousse D agit au point rétréci, les efforts mécaniques successifs, produits sur l'instrument, pour en faciliter l'entrée, doivent se joindre à l'action électrique dans une proportion encore indéterminée.

Comme toujours, on a appliqué empiriquement l'électricité, les résultats obtenus sont, d'ailleurs, remarquables; les praticiens convaincus l'utilisent sans chercher à l'expliquer; les adversaires s'emploient à réunir les insuccès, pour défendre leurs intérêts pécuniaires compromis par cette méthode si simple et si inoffensive, sans pour cela donner jamais une raison sérieuse à leur mauvaise foi combative; ou s'ils en donnent, ce sont des naïvetés dans l'ignorance, qui confinent à la bêtise! Pour ces écoles adverses, le grand argument est la présence du « feu » dans l'urèthre. Malheureusement la masse des praticiens écoute ces absurdités et, chaque jour, nous entendons et nous lisons des réflexions de ce genre. N'est-ce pas triste ?

J'ai toujours cherché dans mes catalogues, à frapper l'esprit par des comparaisons ou des théories simples, qui dégagent bien l'idée principale des observations et des polémiques oiseuses ou erronées. Mon catalogue XIV sera, je l'espère, le couronnement à cette œuvre.

Jadis, dans un grand service d'hôpital, il fut fait des expériences dans le but avoué de juger la méthode, mais bien plus dans le but réel d'amener l'opérateur (choisi pour cette expérience) à conclure à l'impuissance et au danger de l'électrolyse... L'une des preuves de mon affirmation, ce fut un prospectus du médecin choisi donnant comme l'un des plus grands succès de son cabinet « l'électrolyse de l'urèthre ».

On conçoit que le malade se demande ce qu'il peut devenir dans ces milieux si peu consciencieux !

Mon catalogue XIV sera plus explicite sur toutes ces questions.

Rappelons aussi les interventions électrolytiques

Fig. 22.

dans les rétrécissements de l'œsophage, du rectum, qui donnent de merveilleux résultats.

Divers systèmes pour la double action de l'électricité et de l'effort mécanique *(Voir page 40).*

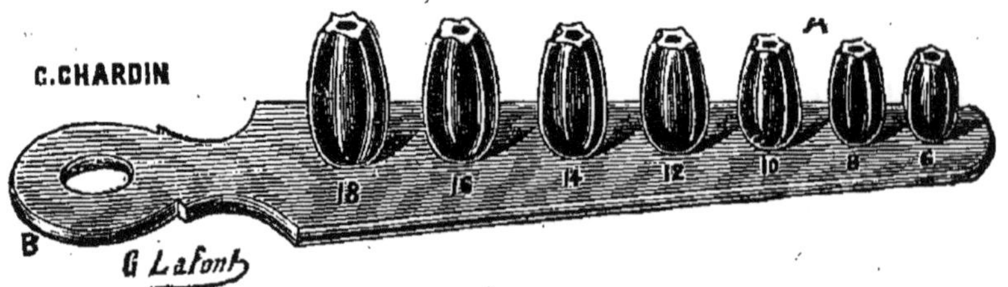

Fig. 23.

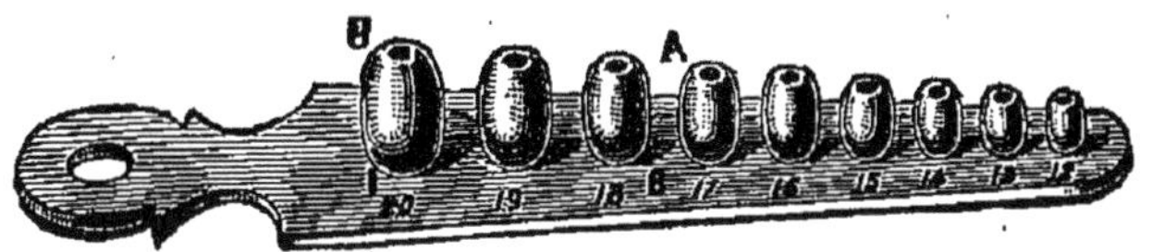

Fig. 24.

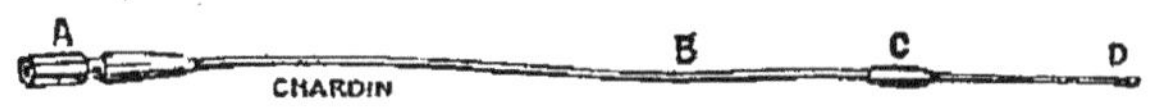

Fig. 25.

Les grosses olives présentent plusieurs angles et sont d'un poids relativement considérable ; elles sont destinées à l'œsophage. Une série analogue, visant au même but, procède de diamètres encore plus étendus.

La deuxième série d'olives est destinée à l'urèthre : toujours dans l'intention de joindre à l'effet électrique un effet de dilatation.

Il en est de même de la sonde (fig. 25), dont l'olive allongée C, est destinée au canal lacrymal.

Toutes ces méthodes trouvent leur principe dans les lois précédemment établies.

L'application du pôle négatif dans les canaux s'impose, du fait de ses propriétés spéciales.

Types d'appareils accessibles au malade

(Voir page 45)

Il m'arrive journellement d'entendre des médecins s'extasier sur la perfection de ces appareils à 20 et

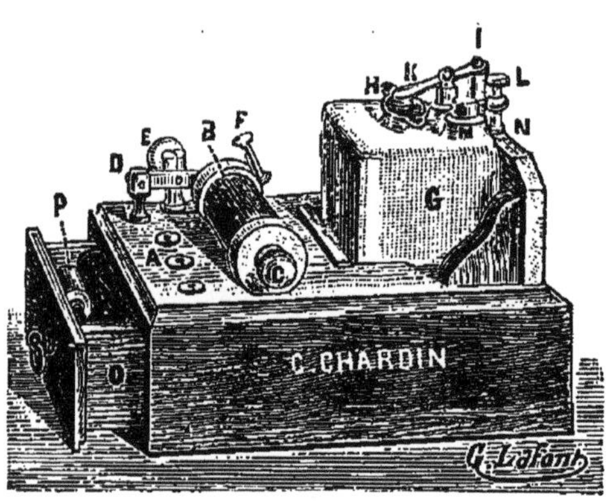

Fig, 26.

35 francs, déclarant qu'ils en auraient fait faire l'acquisition fréquente à leurs malades (1), *s'ils les avaient connus.*

En les mettant ici sous les yeux de tous, je ne puis que satisfaire au désir d'un grand nombre.

Ces appareils peuvent être pourvus, avec une

(1) Ce n'est cependant pas faute de catalogues, que j'ai toujours mis gratuitement à la disposition de tous ; mais on ne les lit généralement pas ou d'une façon si distraite, que les principales choses disparaissent de la mémoire. Il faut avouer aussi que cette lecture n'est pas très récréative.

légère augmentation de prix, d'un interrupteur automatique battant la seconde, du système indiqué page 3. C'est encore une innovation (déposée), dont aucune fabrication française ou étrangère ne donne d'exemple.

Les appareils à courants continus sont d'une sim-

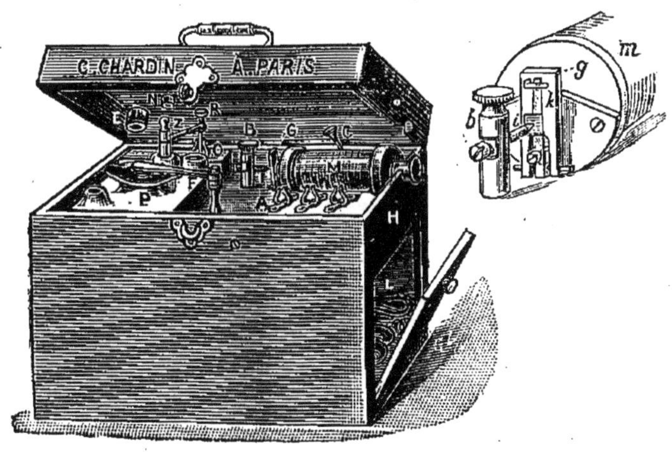

Fig. 27.

plicité étonnante, ne demandent aucun entretien, un malade peut avoir pour 53 fr. un appareil de vingt éléments, très complet ; six éléments coûtent 18 fr.

Ces prix sont donc (nous le savons par la pratique) accessibles à tous, et facilement acceptés par le malade.

Nous rappelons que les courants électriques médicaux ne sont jamais dangereux, et que les courants continus seuls peuvent amener une petite action chimique (une escharre) qu'il faut éviter.

Pour cela il suffit de déplacer l'électrode : c'es

un moyen qui ne demande pas d'intervention spéciale; il s'agit simplement que le docteur pense à signaler le fait.

COURANTS DE HAUTE FRÉQUENCE

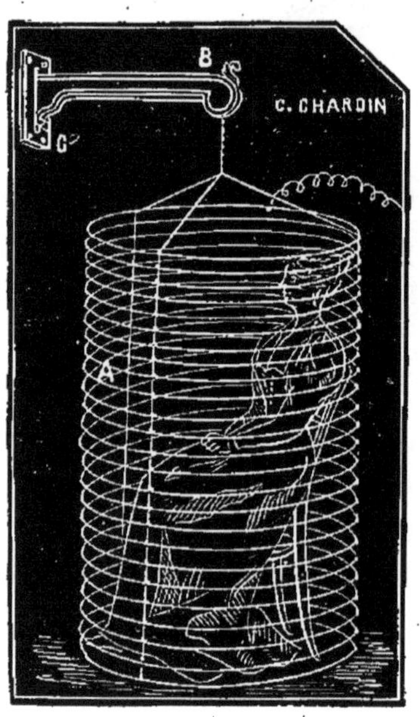

Fig. 28.

Cette figure représente une application de courants de haute fréquence dont il est parlé *(page 23)*. Les *Echos de Bordeaux* relatent une syncope inquiétante, arrivée chez un spécialiste en renom, de la ville ; à Paris, on me signale plusieurs cas de ce genre, mis cette fois sur le compte de l'ozone « dont l'odeur n'est pas toujours supportée » et qui ne sont que la conséquence d'un courant exagéré dont on ne fait que supposer les effets, sans avoir même pris le temps de les étudier.

Schème d'installation d'un appareil de Haute Fréquence.

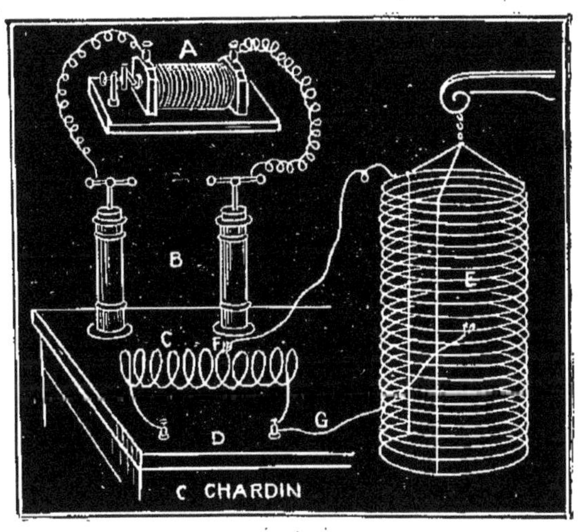

Fig 29.

Toutes ces méthodes nouvelles découlent fatalement des trois grands principes : *Induction*, *courants continus*, *électricité statique*, les seuls que j'admets planant, majestueux et sereins, au-dessus de ces misérables innovations toujours incomplètes et intéressées, dont le *struggle for life* est le principal stimulant.

UNE DERNIÈRE OBSERVATION

Concernant les petits appareils électriques en service.

Le Précis du docteur *Bordier* m'est souvent opposé dans les entretiens fréquents sur la question électrique ; je garderai pour un autre moment toutes les observations qu'il entraîne. Les contradictions entre les principes de l'auteur, sa pratique et celle de ses savants collègues *(je ne mets pas en jeu le modeste praticien qui avoue ne rien connaître de cette science, et qui en obtient des résultats journaliers)* sont tellement flagrantes, que, comme toujours, l'on se demande pourquoi encombrer ainsi notre littérature, et surtout l'esprit de ses contemporains, de principes personnels n'expliquant aucun des phénomènes vulgaires qui se présentent journellement à la pratique.

Je laisserais ce livre à la place qu'il occupe fatalement en grande compagnie, s'il n'émettait une théorie qui attaque nos produits sans raison et maladroitement, en augmentant de ce fait la confusion qui règne dans l'esprit du médecin.

Le Dr *Bordier* déclare mauvais tous les petits appareils électriques employés jusqu'à ce jour.

Pourquoi ?

Parce qu'ils ne répondent pas à sa théorie inadmissible de la division des courants, dans les divers conducteurs offerts par l'économie, et, comme argument final, parce que : « DUCHESNE **enregistrait des succès en employant de puissants appareils** », argument qui ne repose sur aucune base solide puisque *Duchesne*, dans les hôpitaux (ce milieu devait être particulièrement intéressant pour lui), employait fréquemment mes appareils plus portatifs « que son affreuse combinaison de pile au sel de mercure » (1). Or, peut-on supposer qu'il eût risqué jamais le sort d'une démonstration pour une raison de si peu d'importance.

Je ne puis, d'ailleurs, concevoir comment on peut oser attaquer un passé aussi glorieux que celui des petits appareils d'induction (!).

Les guérisons obtenues par ces appareils, leurs merveilleuses interventions, forment un monument majestueux et respectable.

C'est par des réflexions de ce genre qu'on tue les

(1) J'ai toujours montré beaucoup de rigueur à tous ces modèles-trousses, dits de poches, étiquette trompeuse puisque les soins qu'ils exigent les éloignent précisément de ce mode de transport.

Il faut, comme moi, avoir besoin du secours de l'électricité pour comprendre combien l'application devient ennuyeuse avec de tels moyens. L'appareil-trousse a éloigné un grand nombre de praticiens de l'électricité en leur donnant les plus grandes désillusions. Il seraiti heureux que l'on ne se laissât plus prendre à ces boniments mensongers des catalogues.

meilleures choses, et c'est sans doute la pensée dominante de l'auteur, puisqu'il ne prend même pas la peine de la dissimuler. Il confirme ainsi ce que je dis *page 7*, des dispositions particulières de cette école.

L'esprit pratique se demande si ce nouveau savant n'est pas un être surnaturel qui condamne, sans merci, de merveilleux instruments auxquels l'humanité reconnaît pratiquement tant de bienfaits, qui émet la prétention d'offrir d'autres moyens d'action illimités (1). On peut voir plus loin ce que ces *auteurs* nous offrent en compensation.

Aujourd'hui, nous sommes en présence de quelques mètres de fil de plus que dans les petites bobines, et si nous lisons les comptes rendus officiels *(je n'admets pas les histoires fantaisistes de toutes ces revues*

(1) C'est un signe des temps, que cette fâcheuse habitude de juger les choses d'un mot. Je rencontre journellement d'excellents et consciencieux praticiens qui ne peuvent supposer que l'on puisse avancer un fait sans posséder au moins les raisons motrices. De bonne foi, naïvement, ils demandent, d'après ces auteurs, des combinaisons spéciales de fils, s'imaginant que rien ne résistera à ces conceptions magiques, et si le succès ne répond pas à leur exigence, devenue plus grande par cet appel à leur réflexion, ils deviennent fatalement des incrédules et des indifférents. Ne retombons-nous pas dans les fantaisies incohérentes d'*Onimus*, trouvant dans le fil « d'*Argentan* » (*Maillechort*), une qualité d'électricité merveilleuse? « **Aucune exploitation, quelque ingénieuse qu'elle soit, n'est nouvelle sous le soleil.** »

à la ligne, qui nous encombrent actuellement), nous nous apercevons que tout ce que l'on fait est depuis longtemps connu : la propagande seule a varié. Avant de juger les appareils et leurs effets, notre savant électricien devrait nous expliquer le « **Pourquoi** » de toutes ces actions (1). Nous ne lui demandons pas de critiquer des choses ayant fait leur réputation. C'est très beau de chercher à y substituer des principes et des moyens personnels (2), en contradiction flagrante avec ceux des autres écoles, mais il est téméraire de

(1) Le bon sens du praticien le met en garde, dans une certaine mesure, contre toutes ces idées saugrenues ou fausses ; la preuve en est dans la production toujours plus grande de ces petits appareils, qui se chiffrent annuellement chez moi par milliers.

(2) Le chef de cette école a apporté quelques modifications coûteuses à la pile Leclanché. Il faut voir comment est présentée cette merveille dans le sanctuaire scientifique ! *C'est surtout une concurrence à nos productions !* A L'OUEST, j'ai rencontré un sectaire qui m'a démontré *(ma patiente tolérance lui étant acquise)* que mes petites piles à courants continus avaient, à sa connaissance, causé des malheurs affreux (il vend également une pile géniale : la pile Leclanché,... avec modification... du prix). A L'EST, c'est encore plus fort. Il faut tout brûler, tout anéantir ! Le sectaire impose des données, afin, sans doute, de glisser le nom de son fabricant généreux, quand un naïf lui demande son opinion. Il a ses appareils, ses aiguilles. C'est un innovateur... désintéressé ? Sans doute ! On ne badine pas avec la science !

Partout donc le commerce ! ce qui prouve qu'aux esprits bien nés, la science laisse une grande altitude.

démolir avant d'être certain de pouvoir remplacer. Avec de telles arguties on complique la question en accumulant les inutilités !

La situation particulière de cet auteur me rappelle un ingénieur électricien bien connu, ayant sacrifié son repos, sa fortune et celle des autres, à la recherche d'une bonne horloge électrique.

« Pourquoi n'arrivez-vous pas à une solution pratique, lui demandais-je certain jour ? — Il me faudrait d'abord une pile constante, répondit-il. — Mais, lui dis-je, puisque dans les conditions déterminées par la pratique, une pile constante paraît irréalisable, au moins momentanément, pourquoi ne pas chercher au contraire des appareils utilisant la pile inconstante que vous possédez ?... Tenez !... *Leclanché*, dont le nom est universel, n'a eu, dit l'histoire, qu'un seul mérite : Il comprit l'heure où la perfection des appareils permettait l'application de la pile au sel ammoniac, et il présenta l'enfant oublié qui devint l'une des choses les plus importantes du siècle. »

Le silence, qui est généralement la réponse d'un inventeur discuté et acculé, termina mon intervention.

Telle est la situation du docteur *Bordier* qui, au lieu de chercher à expliquer le « Pourquoi » de succès flagrants, indéniables, consacrés par cinquante années de pratique, veut sabrer cette réputation gênante et chercher de nouveaux moyens dont il ne peut citer que quelques résultats isolés et connus, sans se préoccuper de la consécration du temps, qui donne aux moyens critiqués, une avance qu'il ne peut espérer rattraper. Car nos petits appareils trouveront toujours des défenseurs, s'ils en ont besoin toutefois, leur grand et éloquent succès, leur renommée sont là pour répondre aux boutades d'un grincheux, d'un mécontent ou d'un envieux.

Si l'avenir ne suggère pas d'ennemi plus redoutable que les auteurs actuels, nos petits « criminels » peuvent être rassurés.

Il suffit de lire, page 87, les piteuses conclusions relevées dans un auteur apprécié, pour comprendre le néant des théories actuelles et concevoir le temps qu'il faudra à nos savants pour constituer un édifice, capable de rivaliser, comme importance et résistance, avec celui où nos protégés se jouent depuis un demi-siècle.

Pourquoi emploie-t-on les courants d'induction ?

Quelles propriétés diverses attribuer à chacun des modes d'application de ces courants ?

Comment suivre ces effets, comment en distinguer les résultats divers ?

Pourquoi différencier les pôles ?

Pourquoi dans un muscle fatigué, malade, produire des contractions *(que l'auteur en question ne trouve jamais assez fortes)* **?**

Pourquoi traiter le même cas par le courant

continu dont les manifestations sont tout à fait différentes ? etc...

Telles sont les lacunes auxquelles un esprit pratique devrait pourvoir. Il aurait fait plus pour la science électrique,qu'en appliquant ses efforts à substituer, à des moyens consacrés, des moyens personnels dont la valeur dépend strictement des réponses compréhensibles au « **Pourquoi** » de chaque chose (1).

En indiquant le besoin de fil plus gros dans les bobines d'induction, le docteur *Bordier* donne comme raison qu'on obtient ainsi des contractions plus considérables.

Cette raison est-elle bien satisfaisante ? elle n'a que le mérite, il me semble, d'être comparable à toutes celles qui nous sont données sur le même sujet.

Si j'osais, je viendrais modestement modifier cette situation critique en conseillant simplement l'application de mes lois et de leur conséquence. *C. page 27.*

Si nous admettons mon principe, nous donnons dans ce cas au moins une raison plausible : C'est plus que rien !

Il est évident que le gros fil enverra un courant plus abondant dans les muscles et que ceux-ci manifeste-

(1) Il m'est impossible de concevoir pourquoi, en présence de conclusions aussi pitoyables, on ne cherche pas une autre voie. Que peut-on attendre encore de ces anciens principes ? Les preuves accumulées de leur insuffisance me paraissent pourtant assez éloquentes !

ront d'autant plus énergiquement leur sensation, c'est ainsi que sont d'ailleurs expliquées les contractions considérables dues aux courants continus dont le fluide est plus abondant que celui des courants d'induction.

Mais nous nous trouvons alors devant la terrible incertitude suivante :

Avons-nous une raison à invoquer en faveur des contractions musculaires dans l'action curative des courants électriques ?

Je ne le crois pas, et je me pose, dès maintenant, en ennemi de ces méthodes, me réservant de donner en leur temps, les raisons qui ont amené le courant d'induction à s'imposer à nos électriciens. Cette argumentation ne sera pas la moins amusante de toutes celles que fournit la science moderne.

Nos auteurs électriciens crient certainement au sacrilège quand ils rencontrent un électricien-forain faisant hurler de douleur ou de surprise le naïf amateur de courant électrique. Le docteur électricien paraît, en effet, traiter les muscles avec plus de formes que notre collègue de hasard. Il diminue la douleur, mais il recherche en même temps une augmentation d'intensité, que nous condamnons absolument, et nous donnerions notre préférence au premier mode, si nous avions à choisir parmi ces deux empiriques applications.

Mais alors, nos principes exprimés page 33, triomphent sans conteste, car les deux méthodes amènent des guérisons. C'est stupéfiant, mais absolument exact.

La *sixième partie*, qui donne l'analyse concise des derniers ouvrages parus, montre à quoi aboutissent ces auteurs peu pratiques !

Je ne puis comprendre comment le grand réformateur, dont nous nous occupons, peut se montrer satisfait des travaux de ses prédécesseurs, ni comment ces fantaisies littéraires ne lui dévoilent pas ses propres défauts.

Est-il donc suffisant de proposer un système, d'en indiquer les résultats, sans en expliquer les effets ? Si nous admettons que le public médical utilise des instruments parce que depuis longtemps il les voit employer, nous admettons aussi qu'il pourra, certain jour, demander à nos auteurs modernes des explications plausibles sur tous les phénomènes acquis.

Il est vrai qu'il me paraît difficile, si l'on n'applique pas mes lois et principes précédemment émis, de fournir des explications, mais il suffit certainement d'indiquer ce besoin pour que les milieux érudits de notre époque trouvent la solution.

Pour le moment, les affirmations, les critiques se rencontrent à l'envi. Une outrecuidance incroyable supplée à tout principe : chaque auteur présente ses théories, ses observations personnelles. L'un contredit ce que peut avancer l'autre. Les courants à intermittences lentes sont vantés par l'un, qui raconte alors les merveilleux résultats qu'il en a obtenus, tandis que l'autre fait le même boniment pour les courants de fréquences rapides, alternatifs ou autres. L'un conseille les courants continus de grande intensité ; un autre expose les résultats surprenants qu'il obtient avec des courants faibles. L'un veut du courant ascendant, l'autre du courant descendant, un dernier dédaigne majestueusement ces classifications, etc., etc.

Les appareils se multiplient sans raison, vantés par des esprits inconscients qui appuient leurs vulgaires conceptions sur des titres usurpés ou dus au hasard des événements (1). A chaque appareil se joint une théorie fantaisiste qui augmente le trouble, déjà si fâcheux, qui domine l'esprit le plus méthodique, et le modeste praticien, l'élève, qui va devenir médecin pratiquant, sont l'un et l'autre perplexes devant tous ces procédés, se demandant sur lequel leur choix doit se fixer s'ils ne peuvent pas les prendre tous. On voudrait dans ces conditions que l'esprit contemporain présentât un progrès sur l'esprit ancien! On voudrait voir la jeune génération venir vers l'électricité!... mais c'est presque de l'impossible!

Je rappelle ce que je dis, page 42 : « **L'électricité**

(1) Ma prochaine publication s'occupera spécialement de ces personnages, afin de mettre au point leur réel mérite en exposant leur situation scientifique et commerciale.

est «une», quelles que soient la source et les combinaisons qui la produisent, ou qui ont la prétention d'en accompagner l'action. Le courant d'induction, le courant continu, le courant statique, présentent les trois formes classiques caractérisées dans leurs qualités de tension et de quantité, » et nous considérons les nouveaux appareils comme des fantaisies (1), dont le vrai but est dissimulé par des prétentions scientifiques et pratiques absolument illusoires.

Nous remarquons enfin, que notre traité dépouillé des circonstances qui en ont marqué l'origine, des explications qui l'imposent, des critiques qui le corroborent, se réduit à quelques lignes faciles à graver dans la mémoire la plus rebelle.

La formule, la loi qui permettra au médecin de se consacrer « *électricien* » sera aussi simple, aussi facile à retenir que celle qui permet au citoyen de faire, comme magistrat municipal, cesser un célibat !!

(1) Je questionnais dernièrement l'un des spécialistes le plus en vue, sur ces nouveaux courants... appareils, veux-je dire : « Bast ! me dit-il, c'est toujours le même « résultat, mais il faut bien varier les moyens d'action « pour retenir la clientèle. »

FIN DE LA CINQUIÈME PARTIE

Tableau de distribution des courants des secteurs utilisés en électrothérapie

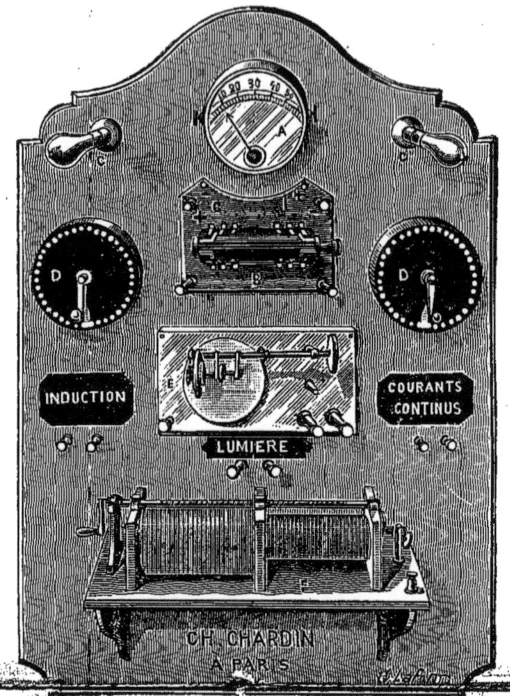

Fig. 30.

C'est au sujet de cette application qu'un professeur en vue écrivait à un docteur qui réfutait les raisonnements d'un constructeur connu, se disant l'ennemi des courants de ce genre : « *Quant à votre affirmation, je la laisse entièrement sous votre responsabilité personnelle, je ne peux rendre la société (?) solidaire d'une opinion que je trouve personnellement très hasardée.* » Qu'un modeste électricien se demande cela, je l'admets, mais un professeur membre de l'Institut ! Nous examinerons dans un autre lieu les malheureuses conséquences de l'indélicate association de professeurs (salariés d'Etat) avec de simples fabricants.

Nous tenons ici à proclamer la commodité de ces applications des courants d'éclairage.

L'ÉLECTRICITÉ ET LA THÉRAPEUTIQUE MODERNE

Sixième partie.

Revue des derniers ouvrages parus.

Décourageantes conclusions au point de vue de l'électro-diagnostic.

Quelques exemples démontrant la voie néfaste parcourue par les auteurs actuels : Inconséquence dans les observations.

Indications de traitements contraires à l'intérêt général.

Quelques anecdotes historiques à l'appui de ma discussion...

Flagrant délit d'erreur dans l'application d'un principe fondamental du courant électrique.

Conséquences scientifiques ou pratiques de ces travaux.

Comparaison des diverses écoles.

Conclusion et fin.

J'ai lu avec une attention relative les ouvrages dernièrement parus, je dis attention relative car mes désillusons ont été telles dans des études analogues, que j'en suis revenu désabusé.

Ces travaux sont intéressants, leurs exposés méthodiques, toutefois, les observations sont plus ou moins exactes, on en jugera par la critique que j'en fais plus loin.

Dans l'électro-diagnostic, nous parcourons péniblement de nombreux folios pour lire cette conclusion inattendue : « L'exploration électrique, dont les « données sont si souvent utiles, ne doit pas cependant être regardée comme ayant une valeur exagérée « et l'on ne doit pas trop exiger d'elle. En **bien** des « cas elle ne fournit pas de notions utilisables, et fréquemment, le diagnostic reste aussi obscur après « qu'avant l'investigation électrique. »

Bel encouragement ! pour le praticien qui a déjà conclu en lisant toutes ces théories, qu'il lui faudra plusieurs heures d'examen pour soigner scientifiquement un rhumatisme (1).

D'ailleurs, ces auteurs eux-mêmes, ne pourraient

(1) Il m'est venu de nombreux cas de sciatique, de neurasthénie, abandonnés par nos grands électriciens, et qui ont été guéris, sans diagnostic préliminaire, par moi ou par mes spécialistes.

employer pratiquement l'électricité, s'ils faisaient ce qu'ils recommandent, et leur science si féconde s'épuiserait sottement sur quelques sujets, alors qu'ils peuvent tant pour le grand nombre.

Les traitements ne sont pas plus concluants :

Courants d'induction, courants continus sont employés sans raison, sans le « **Pourquoi** » tant cherché. Dans l'*atrophie musculaire*, l'auteur ordonne des plaques de 150 centimètres carrés (vous lisez bien), ce détail est des plus amusants (1), quand il est interprété par un certain public médical ou autre, l'action électrique devient puérile (tout le succès se trouvant reporté sur 150 centimètres carrés) ; le *docteur B...*, dis-je, donne des courants ascendants, descendants, du badigeonnage électrique.....

Pourquoi ? Ne donnant pas de raison de ses préférences, ne serait-il pas plus simple de laisser toute liberté d'action à l'opérateur, puisque chaque sujet apporte en soi un état spécial qui nécessite fatalement un nouveau tâtonnement. Cette malheureuse habitude de préconiser un traitement, d'en préciser les détails,

(1) Quelques personnes se sont présentées demandan ces plaques « scientifiques » aux multiples substances combinées. Quelle n'a pas été leur surprise, en apprenant qu'il fallait quand même un appareil pour avoir un courant électrique. Oh ! Messieurs de cette école, vous connaissez aussi bien, sinon mieux, l'humanité que vos traitements électriques.

entraîne de nombreux insuccès et devient fatale à l'électricité. (1)

Dans l'incontinence d'urine, l'auteur donne la préférence à l'électricité statique. *Pourquoi* indiquer un régime incommode, inapplicable pour beaucoup, quand le petit appareil d'induction le plus élémentaire (pourvu qu'il soit médical), donne des résultats parfaits? l'auteur le sait bien, ou alors...

Dans le lumbago, le torticolis, même observation. Combien de fois ai-je prêté un appareil d'induction *(l'un de ces types criminels qui hantent d'une façon si fâcheuse l'esprit de certains auteurs)*, pour des affections de ce genre ! Ils m'étaient rapportés deux ou trois jours après, non pas par une incurable victime de mon sacrilège scientifique, mais bel et bien par un être heureux d'avoir été si facilement guéri (2).

(1) Mon **Précis d'électricité**, est conçu dans l'esprit que j'indique. L'initiative du médecin est un adjuvant indispensable : Je l'invoque à chaque instant !

Le succès de cette édition est encore considérable.

(2) Je soignai dernièrement un rhumatisme intercostal datant de deux années, et que j'améliorai en quelques séances : le malade avait vu « quarante » médecins ; avait avalé toutes les drogues connues ; et quitté plusieurs fois son emploi (il est comptable), tellement ses souffrances étaient intolérables. Ayant entendu parler de mes conseils, il voulut avant de tenter la démarche, consulter son pharmacien de première classe. « L'électricité, lui répondit celui-ci... C'est peut-être

L'auteur ne donne donc jamais le *pourquoi* de son conseil ; il ne compte pas, je suppose, sur l'application des principes émis dans sa partie théorique, car j'ai vainement essayé ce rapprochement et je crois d'ailleurs qu'un tel effort est impossible dans la pratique, sans un exposé tout autre et très complet de chacune des propriétés d'un courant, avec renvoi à cet exposé.

L'auteur fait dire à *Apostoli* : « l'électrothérapie « utérine sagement et rationnellement employée, »... sans ajouter d'autre indication ! Que peuvent bien signifier ces expressions, sous la plume du plus excentrique des électriciens.

Aucun passage du livre de l'auteur, ne permet de concevoir ce que peut être une application de ce genre. C'est une lacune (1).

Dans les névralgies, l'auteur nous donne la mesure du sens pratique qui préside à ses exposés. Pour une fois par hasard qu'il cherche à expliquer le « **pourquoi** » d'une action, nous lisons :

« bon, mais c'est un grand remède ! avant d'en arriver « là, il faut essayer tous les petits. »

Une telle réponse en plein Paris ! Cela ne donne-t-il pas une idée de l'influence pratique de nos auteurs électriciens sur leurs contemporains les plus proches !

(1) Dans mon exposé des nouvelles lois, ce point a été ma grande préoccupation, aussi le trouve-t-on au premier plan.

« Comment agit le courant ?

« **Si peu claires que soient nos idées sur ce « point, on peut admettre** »... Suivent des considérations quelconques, car tout est permis dans cet ordre d'idées,mais alors, pourquoi trouvons-nous plus loin, dans les névralgies sciatiques, jusqu'aux dimensions des électrodes ! Cependant nous devons savoir gré à l'auteur de la franchise de son aveu, tout en la trouvant imprudente au point de vue de la foi générale dans les actions électriques.

Il est donc difficile d'admettre que toutes ces observations soient plus que des enfantillages. Il en est toujours ainsi dans les sciences sans principe.

A la crampe des écrivains, l'auteur conseille l'électricité statique « parce qu'elle agit sur tout l'organisme ». Nous retrouvons la même idée dans une méthode du Dr D... qui conclut par ces remarquables paroles : « **on peut toujours essayer.** »

Cette idée devrait être l'idée prédominante dans le traitement de toutes les affections (1).

Cette application de mon « Principe est de tous moments en électrothérapie » (2).

(1) Qu'il est donc pénible d'arriver à écrire une vérité !

(2) Je vis il y a quelques mois un malade qui se faisait traiter pour une paralysie faciale à la *Salpêtrière*. Quoique convaincu d'une grande amélioration, il abandonnait l'hôpital parce que « ce n'était pas sérieux. On me tire des étincelles de ma jambe de bois, affirme-t-il! » Je lui expliquai, sans peine, l'impor-

A côté de quelques observations qui indiquent une certaine étude, on peut malheureusement remarquer combien le plus grand nombre sont peu approfondies.

Nous lisons : « Dans l'emploi de la méthode bi-po-
« laire (la plus active pour pratiquer l'électrolyse),
« il n'y a pas à examiner longuement et comparative-
« ment les effets destructeurs des deux pôles, puis-
« qu'ils sont à la fois introduits dans les tissus.

« Une remarque qu'il faut faire ici, c'est que
« l'arrachement de l'aiguille positive donne très rare-
« ment lieu à une hémorragie. »

Cette erreur passerait avec tant d'autres si nous n'avions pas nous-même écrit tout le contraire (1).

Pourquoi donc se tenir systématiquement à l'écart

tance d'une jambe de bois dans ce cas, et le « pourquoi » de son amélioration.

Il fut si bien convaincu qu'il continua son traitement et j'eus le plaisir de constater un résultat avec un procédé que je recommande à MM. les auteurs ; il vaut autant que ceux qu'ils nous exposent, puisqu'en dehors de son mérite incontestable d'originalité, il a amené une guérison.

(1) Je me demande souvent si ces livres sur l'électricité médicale sont lus avec fruit, car il existe, en effet, des erreurs grossières ou des fantaisies inadmissibles qui ne sont jamais signalées. Je faisais remarquer à une certaine époque, au docteur Constantin Paul, la suppression, pendant un certain nombre d'années, d'un chapitre complet dans l'œuvre de Pidoux, qui rendait la leçon d'électricité incompréhensible : Personne ne l'avait jamais signalée !

des moyens pratiques d'éducation que nous indiquons? Faites donc l'expérience (figure 7) page 41. Quand vous aurez vu la décomposition de l'électrode positive en cuivre ou en maillechort, vous ne commettrez jamais semblable erreur, vous ne vous trouverez plus en contradiction avec vous-même en faisant émettre à un auteur dans le même livre le principe contraire... et exact.

On est même en droit de conclure que vous auriez dû, suivant votre expression, « examiner plus longuement », si l'exactitude avait dû être la conséquence de votre attention.

Et quant aux observations que je ne puis contrôler, faute de science ou d'instrument, il m'est permis de douter de leur qualité en présence de pareilles erreurs.

On conçoit que j'arrête là mes observations. Chaque page de l'érudit électricien peut être commentée de façon à le mettre dans le plus grand embarras.

J'ai voulu démontrer à moi-même que ces livres ne pouvaient porter aucun fruit.

En effet, en admettant que le lecteur n'y remarque pas les décevantes illusions que nous avons mises en relief, il conclura à l'impossibilité de l'application d'un médicament aussi complexe.

Si par impossible, il ne voit pas le vide de toutes ces observations, il rejettera de sa pratique une science dans laquelle chaque pas doit être un pas de géant dans le domaine scientifique le plus abstrait.

S'il sait lire entre les lignes, s'il remarque, comme moi, les faiblesses de ces exposés, il conclura peut-être encore à l'expulsion de l'électricité de son bagage thérapeutique, parce qu'il ne trouvera pas dans ces théories d'assises pour ses honnêtes exigences.

Enfin, il est évident que l'électricien, dont la modestie n'est pas en proportion du savoir (soit dit sans blesser personne), il est évident, dis-je, que « l'électricien » ne lit pas toutes ces théories, — « qu'il sait mieux que l'auteur et qui représentent d'ailleurs presque toujours (c'est fatal), des principes opposés aux siens... » Voilà donc encore une catégorie de fervents hors de l'influence de l'auteur (1).

Dans une préface des livres en question, il est écrit que, **si les médecins n'osent plus contester les vertus curatives de l'électricité**, etc..., cette idée implique l'observation que le plus grand nombre des médecins est encore éloigné de ce magique médicament. « **Pourquoi ?** » Tout simplement parce que le praticien ne peut s'assimiler des théories complexes et variables avec chaque auteur, quand l'un d'eux le conduit déjà à la confusion, ainsi que nous le démontrons

(1) LOIS DES SECOUSSES SENSITIVES, l'auteur écrit : « contrairement à ce qu'avance *Erb* », c'est une grande satisfaction d'amour propre de tomber ainsi un auteur de réputation, mais je vois avec peine l'effet produit sur l'esprit observateur par des contradictions aussi capitales.

si facilement. La preuve en est dans l'interprétation grotesque des textes, qui conduit l'observateur, ainsi que je le disais plus haut, à attacher une importance capitale à la dimension d'une plaque électrode.

Je n'ai rien trouvé d'original dans certaines associations scientifiques d'un médecin avec un physicien, quoique prévenu par une bonne impression de ce groupement nouveau : La partie physique, inutilement exagérée, et sans rapprochement immédiat, représente un ingénieur emballé, heureux de trouver une occasion de faire connaître ce qu'il a appris. D'où des développements inutiles pour un électrothérapeute; on sent qu'il n'a pas pris la peine de connaître le monde auquel il s'adresse. La partie médicale est des plus fantaisistes, sans aucun caractère personnel, ce ne sont que compilations sans intérêt, que témoignages mal choisis pour expliquer quelques traitements fort contestables comme principe.

J'aurais voulu dire mieux pour répondre au don amical de l'*auteur*.

J'ai aperçu également un autre volume de proportions gigantesques sur le même sujet : l'ouvrage de *Duchesne* est un livre d'enfant à côté de cette étonnante conception. Je l'ai ouvert à une page quelconque où l'auteur écrit : « Dans un diagnostic sérieux : bien « isoler son action de toutes les influences environ-« nantes ». J'ai reconnu là les mêmes principes, les mêmes idées si souvent répétées ; je me suis donc abstenu de poursuivre ma lecture, je souhaite avoir jugé trop précipitamment cette grosse œuvre.

Je mets bien au-dessus de tous ces travaux personnels, ceux de l'*Ecole de Bordeaux* formant un milieu d'études, centralisant son effet dans un service d'hôpital, d'un contrôle plus facile, de production plus sincère. A part ces écarts admiratifs, ces coups d'encensoir de maître à élèves, et réciproquement, ces exagérations résultant fatalement d'une admiration bornée aux limites d'un milieu restreint, où tout est grossi par une emphase de terroir qui prête toujours à rire, l'*Ecole de Bordeaux* pourrait prétendre à une fort bonne place dans l'élément éducateur du jour.

Je ne me serais pas permis de commenter ces travaux si je ne pressentais un effet opposé à celui qu'ils prétendent produire, et que je traduis par ce cri maintes fois entendu : « **S'il faut savoir tout cela pour « guérir un rhumatisme, à moi pommade et fric- « tions !!** »...

C'est ce que je ne veux pas, dans l'intérêt général, dans celui du malade, et surtout dans celui de notre « *fée électricité* ».

FIN

L'ÉLECTRICITÉ ET LA THÉRAPEUTIQUE MODERNE

Table générale des Matières

Chacune de ces divisions offre à la page précédente, le détail des questions traitées dans la division.

IMPRIMERIE F. DEVERDUN, BUZANÇAIS (INDRE).